# RECHERCHES CLINIQUES

SUR LA

# CONGESTION PULMONAIRE

## PAR LE D' WOILLEZ

Médecin de l'hôpital Cochin.

---

**Extrait des Archives générales de Médecine,**
numéros d'août 1866 et suivants.

---

# PARIS

P. ASSELIN, SUCCESSEUR DE BÉCHET JEUNE ET LABÉ,

ÉDITEUR DES ARCHIVES GÉNÉRALES DE MÉDECINE,

place de l'École-de-Médecine.

1867

# RECHERCHES CLINIQUES

## SUR LA

# CONGESTION PULMONAIRE,

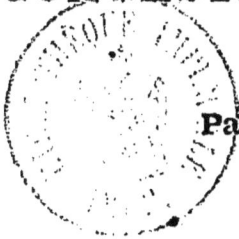

### Par le Dr WOILLEZ,

Médecin de l'hôpital Cochin.

Extrait des Archives générales de Médecine,
numéros d'août 1866 et suivants.

## PARIS

A. PARENT, IMPRIMEUR DE LA FACULTÉ DE MÉDECINE,
31, RUE MONSIEUR-LE-PRINCE, 31

1866

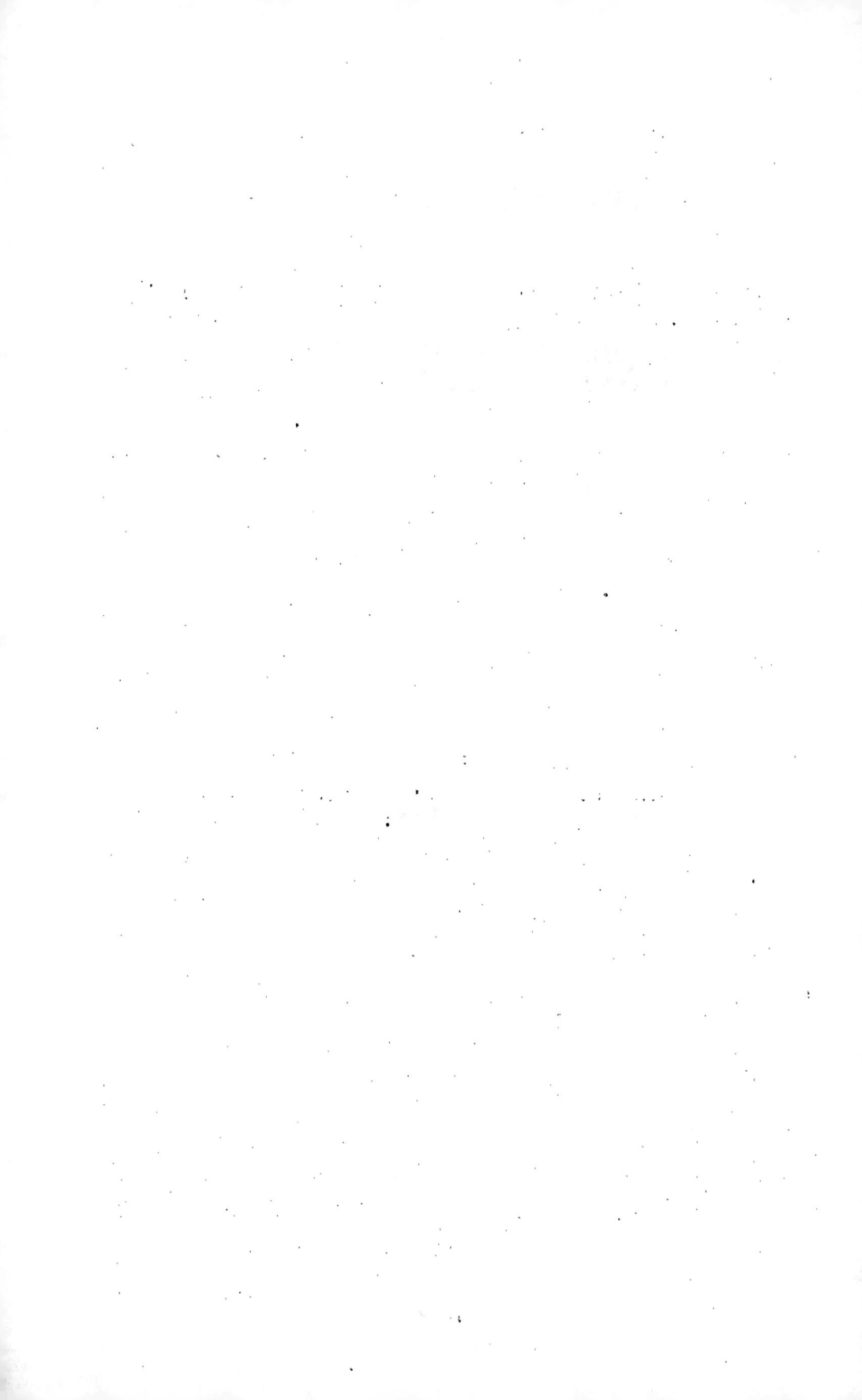

# RECHERCHES CLINIQUES

## SUR LA

# CONGESTION PULMONAIRE.

## INTRODUCTION.

Lorsque, au commencement de notre siècle, on se livrait avec ardeur à des recherches d'anatomie pathologique, il arriva un fait digne d'être noté. L'idée de l'irritation et de l'inflammation, si ardemment affirmée par Broussais comme base fondamentale de la médecine dite physiologique, avait fini par pénétrer dans l'esprit de la plupart de ses contemporains. Il en résulta une confusion regrettable entre les phlegmasies et les congestions en général.

La congestion pulmonaire en particulier subit cette vicissitude. Considérée comme un état pathologique secondaire, elle fut comme oubliée dans les Traités de pathologie.

Cependant elle a été l'objet de travaux importants au point de vue anatomique, mais l'étude clinique en profita peu; nous dirons tout à l'heure pourquoi.

M. Andral consacra un remarquable chapitre de son *Anatomie pathologique* ( t. I, 1829 ) à l'hyperémie envisagée à un point de vue général et en prenant l'anatomie pour base. Tout en critiquant la dénomination d'inflammation asthénique, il a fait remarquer que l'anatomie ne peut pas toujours rigoureusement séparer la congestion pathologique de l'inflammation.

M. Jolly, en 1830 ( *Dictionnaire de médecine et de chirurgie pratiques*, article *Congestion* ), établit avec raison la distinction de la fluxion, de la congestion, de l'engorgement et de l'inflammation en pathologie.

La question spéciale de la congestion pulmonaire commença, dans les années suivantes, à prendre place dans les recherches anatomo-pathologiques.

Dans leur remarquable travail sur les maladies des vieillards (*Archives gén. de méd.*, 1835-1836), Hourmiann et Dechambre établissent la distinction anatomique de la congestion et de l'inflammation pulmonaires ; mais, dominés par l'idée de l'inflammation si généralement subie alors, ils penchent à considérer la congestion comme étant de nature inflammatoire « toutes les fois qu'elle occupe soit le bord antérieur, soit toute l'étendue de l'organe, en l'absence de tout obstacle à la circulation dans le cœur ou les gros vaisseaux. »

Vers la même époque, M. Devergie signalait, dans sa *Médecine légale* (1836), la congestion pulmonaire comme cause de mort subite ou rapide ; et, deux ans plus tard, M. Lebert (de Nogent-le-Rotrou) publiait un mémoire intéressant dans lequel il rapportait des faits de ce genre (*Archives gén. de méd.*, 1838).

On doit à M. Fourret une étude intéressante, mais malheureusement beaucoup trop restreinte, sur la congestion du poumon ; elle fait partie de ses *Recherches cliniques sur l'auscultation*, publiées en 1839. J'aurai à revenir sur ce travail, le premier dans lequel la question clinique occupe une assez large place.

M. Dubois (d'Amiens), dans ses *Préleçons de pathologie expérimentale*, publiées en 1841, combat, à propos de l'hyperémie capillaire, l'idée si généralement répandue qu'elle est due à une action exagérée du cœur. Il insiste sur les altérations du sang comme cause importante de congestion pulmonaire, dans la fièvre typhoïde, les affections miasmatiques, etc., en rappelant les hyperémies produites artificiellement par des injections de matières diverses dans le sang.

En 1844, Legendre et Bailly, dans un important mémoire publié dans les *Archives*, comme plusieurs des travaux que je viens de rappeler, accordèrent une large part à la congestion pulmonaire dans les maladies de l'enfance ; ils simplifièrent les distinctions anatomiques excessives établies avant eux ; mais, comme leurs prédécesseurs, ils ne distinguèrent pas suffisamment l'hyperémie de l'inflammation.

Les auteurs du *Compendium de médecine* (De la Berge, Monneret et Fleury) ont eu le mérite d'avoir en toute occasion vulgarisé et commenté les faits relatifs aux hyperémies, sans cependant avoir rien ajouté d'important aux connaissances déjà acquises.

Tel était l'état de la science lorsque j'entrepris, il y a quinze années, mes recherches sur la congestion pulmonaire. Cependant je ne pris pas pour point de départ les publications que je viens de rappeler. Je fus amené, d'une manière indirecte, à m'occuper de cette hyperémie, et à l'étudier autrement qu'on ne l'avait fait jusque-là.

Ce qui avait empêché jusqu'alors de féconder les travaux importants dont la congestion pulmonaire avait été l'objet, c'était l'impossibilité où l'on s'était trouvé de constater pendant la vie, par un moyen quelconque, l'augmentation de volume du poumon congestionné, comme on le faisait, par exemple, pour le foie à l'aide de la palpation et de la percussion.

Sous ce rapport, la mensuration, ce moyen si futile en apparence, m'ouvrit, en 1851, une voie nouvelle, en me révélant l'existence de la congestion pulmonaire dans des conditions où elle n'était pas soupçonnée. En étudiant la capacité thoracique dans le cours de la pneumonie, et par comparaison, dans les autres maladies aiguës, la mensuration me démontra d'abord l'existence d'une ampliation thoracique très-évidente, quoique non appréciable à la vue, et se manifestant dès le début des maladies fébriles en général. Cette ampliation, commune à des affections très-diverses, ne pouvait être due qu'à la congestion pulmonaire (1).

Mais il s'agissait de savoir si la congestion ainsi révélée était un simple fait de physiologie pathologique ne s'accusant par aucun autre moyen que la mensuration, et dès lors de peu d'importance pratique en lui-même, ou bien si cette hyperémie avait une valeur clinique réelle.

Dans ce dernier cas, elle devait se manifester par des signes de percussion et d'auscultation, et ces signes, pour être légitimes, devaient accompagner l'ampliation thoracique congestionnelle révélée par la mensuration, et disparaître avec cette ampliation.

Or ces signes étaient réels, et leur étude me permit de publier un mémoire lu en décembre 1853 à la Société médicale

_____

(1) Voyez mes _Recherches sur les variations de la capacité thoracique dans les maladies aiguës_, t. III des Mémoires de la] Société médicale d'observation.

des hôpitaux, et ayant pour titre : *De la Congestion pulmonaire considérée comme élément habituel des maladies aiguës* (1). C'est en poursuivant ces investigations que je suis arrivé à recueillir les faits nombreux qui servent de base au travail que je publie.

Mais, dès 1860, je consignai dans mon *Dictionnaire de diagnostic médical* un résumé des résultats que j'avais obtenus, et, tous les ans, à partir de 1863, j'en ai fait le sujet de quelques conférences publiques à l'hôpital Cochin. Enfin, tout récemment, j'ai lu à l'Académie impériale de médecine un résumé de ce qui concerne la congestion pulmonaire idiopathique.

Pendant que je poursuivais mes recherches, il a été publié par MM. Barthez et Rilliet un important travail sur les congestions catarrhales du poumon chez les enfants, et par M. Monneret des descriptions plus récentes de l'hyperémie pulmonaire. J'aurai à revenir sur ces publications dans le courant de ce qui va suivre.

Il ressort de mon travail que la congestion pulmonaire peut être étudiée pendant la vie plus facilement qu'on ne l'a fait jusqu'à présent, et qu'on la rencontre dans l'une des deux conditions suivantes :

1° Comme maladie aiguë particulière, ayant des signes, une allure et des lésions qui lui sont propres, et qui la distinguent parfaitement des autres maladies aiguës avec lesquelles elle a été confondue ;

2° Comme état pathologique combiné à d'autres maladies, soit comme élément nécessaire, soit comme élément accidentel de ces maladies (2).

C'est à ces deux points de vue que je vais exposer son histoire clinique, en traitant d'abord de la congestion pulmonaire considérée comme maladie particulière.

---

(1) *Archives générales de médecine*, avril 1854.

(2) Je ne saurais entrer en matière sans rappeler la coopération intelligente que m'ont prêtée mes internes de l'hôpital Cochin : MM. Rigal (en 1863), Caresme (1864), Vigier (1865) et Lefeuvre (1866), qui ont bien voulu me fournir des observations ainsi que des notes recueillies par eux à mes conférences cliniques. Qu'ils en reçoivent ici mes vifs remerciments.

# PREMIÈRE PARTIE.

## DE LA CONGESTION PULMONAIRE CONSIDÉRÉE COMME MALADIE PARTICULIÈRE.

La confusion que l'on a faite entre les diverses maladies aiguës des organes respiratoires intra-thoraciques et la congestion pulmonaire, qui a été considérée à tort comme un état pathologique toujours secondaire, a empêché d'étudier convenablement cette congestion comme maladie. C'est cependant une affection fréquente, et dont l'histoire, dégagée de celle des autres états pathologiques avec lesquels elle a été confondue, jette un jour tout nouveau sur l'ensemble des maladies aiguës des organes respiratoires.

Laënnec, dont les travaux ont éclairé ces maladies d'une si vive lumière, au double point de vue de l'anatomie pathologique et de la séméiologie, n'a pas fait entrer la congestion pulmonaire comme affection particulière dans le cadre nosologique de ces maladies.

Tous les auteurs modernes, à part M. Fournet, ont ensuite imité cette réserve.

Le travail de ce dernier auteur, élève de M. Andral, mérite une mention particulière. Dans les quelques pages qu'il a consacrées à la *congestion sanguine active des poumons*, M. Fournet établit positivement l'existence de la congestion pulmonaire sanguine à l'état de simplicité comme une affection distincte des poumons, mais « résultant d'une surabondance sanguine, d'une augmentation de l'énergie des forces circulatoires et d'une direction vicieuse subie par ces forces » ( *loc. cit.*, page 284).

Dans cette étude trop restreinte une part beaucoup trop large est attribuée à l'activité exagérée des forces circulatoires dans la production de la maladie. Cette étude a d'ailleurs été basée sur une trop petit nombre de faits particuliers, les uns précédant le premier degré de la pneumonie, décrit par Laënnec sous le nom d'*engouement*, les autres observés chez quelques individus admis à l'hôpital pour un état de pléthore sanguine générale, du cerveau ou de quelque autre viscère. Ce ne sont pas là les faits de congestion idiopathique que j'ai à décrire. Il n'y a donc rien d'étonnant à ce que les signes attribués par M. Fournet à la congestion simple, diffèrent en grande partie de ceux que j'indiquerai plus loin.

L'étude de l'ampliation congestionnelle du poumon m'a révélé l'existence de l'hyperémie pulmonaire-*maladie* chez un grand nombre de sujets. Je l'ai signalée dans mon mémoire de 1853 (*Marche*), en rappelant qu'elle peut exister avec la fièvre éphémère, puis, en 1860, dans mon *Dictionnaire de diagnostic médical*. L'étude clinique que je vais en exposer diffère beaucoup des descriptions incomplètes que les différents auteurs ont données de la congestion pulmonaire en général, parce que la mensuration m'a permis de mieux préciser les faits et de les signaler là où ils ne pouvaient être soupçonnés, confondus qu'ils étaient avec ceux de plusieurs autres affections thoraciques aiguës.

Cinquante observations, recueillies pour la plupart dans les hôpitaux, servent de base à mon travail. Les plus anciennes portent la date de 1851.

Pour bien faire l'histoire clinique de la congestion pulmonaire idiopathique, après en avoir donné la définition et une description générale, j'en exposerai les symptômes et les signes physiques, qui sont plus nombreux que ceux que l'on a attribués à la congestion pulmonaire envisagée d'une manière générale; j'en étudierai ensuite la marche et la durée, l'anatomie pathologique, les formes, pour arriver au diagnostic, partie très-importante de cette étude clinique. Enfin je discuterai la nature de la maladie à propos de son étiologie, et je terminerai par le pronostic et le traitement.

## I. — Définition et description générale.

La congestion pulmonaire simple, idiopathique, consiste en une fluxion sanguine aiguë, avec fièvre à son début, et s'accompagnant de phénomènes fonctionnels et de signes physiques qui la font diagnostiquer facilement et qui l'empêchent d'être confondue avec les autres maladies aiguës intra-pulmonaires.

Dans le plus grand nombre des cas, la maladie débute brusquement, sans prodromes : une douleur thoracique a été le phénomène constant de l'invasion. S'accompagnant le plus souvent de fièvre, avec frissons plus ou moins violents et parfois d'une simple courbature, la douleur force le malade à interrompre ses occupations, soit immédiatement, soit au bout de quelques jours, car, bien que la fièvre soit éphémère, la douleur n'en persiste pas moins ou va même en augmentant. En même temps il existe une dyspnée d'une intensité très-variable, et la toux est nulle ou rare, parfois suivie d'expectoration muqueuse, incolore, très-rarement teinte de sang. En même temps la percussion, dans la plupart des cas, et l'auscultation chez tous les malades sans exception, fournissent des signes particuliers qui accompagnent une ampliation thoracique sensible à la mensuration et qui disparaissent avec elle. La durée de la maladie est variable, car, quelle que soit sa durée antérieure, lorsque le malade réclame des soins, un traitement approprié fait souvent tout disparaître rapidement, puisque, sous son influence, tous les phénomènes fonctionnels et les signes physiques constatés la veille peuvent ne plus se rencontrer le lendemain. La maladie est ordinairement bénigne; ce n'est que dans des cas exceptionnels que l'affection est grave et cause une mort rapide ou subite.

Ce court aperçu préliminaire peut servir de sommaire à l'étude clinique que je vais exposer des phénomènes symptomatiques, troubles fonctionnels ou signes physiques, qui caractérisent la maladie qui m'occupe.

## II. — Symptômes et signes.

A. *Invasion.* — Dans les cas rares où la congestion idiopathique n'était pas survenue inopinément, ce que j'ai constaté chez quatre malades, les prodromes avaient été fort simples : tantôt de la toux plusieurs jours avant le début, tantôt une simple douleur vague des deux côtés de la poitrine, tantôt enfin du malaise et un sentiment d'oppression joints à un peu de toux, tels avaient été ces phénomènes.

Précédée ou non de prodromes, l'invasion a été subite, sauf dans un cas où la douleur thoracique a été graduellement croissante. Tous les autres ont été atteints de douleur, ou bien de fièvre et de douleur, soit au milieu de leurs occupations, soit en se réveillant la nuit ou le matin.

B. *Fièvre.* — La fièvre du début a été variable d'intensité ; tantôt elle a consisté en une simple courbature, avec malaise général, tantôt elle a été caractérisée par des frissons suivis de chaleur. Cette invasion fébrile franche a été la plus ordinaire (dans les quatre cinquièmes des faits). Chez quatre sujets le frisson initial a été violent et plus ou moins prolongé. A ce frisson se sont joints du brisement des membres, du malaise, de la céphalalgie, et deux fois un vomissement.

Dans l'ensemble des observations, la fièvre, quelle que fût son intensité, a eu pour caractère remarquable et particulier d'avoir une durée éphémère. Lorsque les malades entraient à l'hôpital seulement le troisième jour de la maladie, la fièvre n'existait plus et constituait un simple commémoratif. Je la crois constante au début de l'affection lorsque la maladie est spontanée. Elle a paru faire défaut chez sept malades, mais leurs observations sont des premières que j'ai recueillies, et je dois dire que, depuis que la maladie m'est mieux connue, je ne rencontre plus de faits d'hyperémie idiopathique du poumon sans fièvre initiale. Je reviendrai sur cette fièvre lorsque je discuterai la nature de cette hyperémie.

C. *Douleur de côté.* — La douleur thoracique est un symptôme constant, puisque tous les malades sans exception l'ont présentée, tandis qu'elle fait très-souvent défaut dans la congestion pulmonaire symptomatique ou secondaire (1). Son apparition a marqué seule le début de l'affection dans le petit nombre de cas dans lesquels la fièvre a paru faire défaut.

Pour les autres faits, la douleur est survenue *en même temps que la fièvre*, d'une manière brusque. Deux fois seulement elle a paru, après le début fébrile, dans les premières vingt-quatre heures.

Cette douleur occupait tantôt le côté droit, tantôt le gauche, et aussi fréquemment l'un que l'autre ; très-rarement elle existait des deux côtés à la la fois. Son siége le plus ordinaire a été la région sous-mammaire, et ce n'est que dans des faits exception-

---

(1) C'est la confusion des deux espèces de congestion qui a fait dire à M. Monneret que la douleur était rare dans l'hyperémie idiopathique du poumon.

nels qu'elle a occupé d'autres régions et une étendue plus grande.

Son intensité était variable : tantôt très-vive d'emblée, ce qui était le plus ordinaire, tantôt moins intense et graduellement croissante; empêchant toute occupation dès son apparition lorsqu'elle était très-vive, et n'obligeant à cesser tout travail qu'après plusieurs heures ou plusieurs jours lorsqu'elle augmentait graduellement d'intensité.

Ses caractères sont ceux que l'on a attribués à la douleur pleurodynique; aussi a-t-elle été souvent confondue avec elle dans la pratique, comme je le démontrerai à propos du diagnostic. Cette douleur est spontanée ; elle s'exaspère par les grandes inspirations ou par la toux, et souvent, mais non toujours, par la pression des muscles ou des espaces intercostaux. Parfois les mouvements des bras et du tronc, la marche, la provoquent également, mais cela est plus rare. Un de mes malades ressentait une aggravation de sa douleur surtout en montant des escaliers.

D. *Dyspnée, toux, expectoration.* — La dyspnée éprouvée en même temps que la douleur thoracique tenait le plus souvent à l'exaspération de la douleur par les grandes inspirations; elle était modérée. Chez plusieurs malades elle était prononcée ou très-vive et indépendante de la douleur de poitrine.

La toux était nulle dans la moitié des cas, rare ou très-rare dans les autres, en sorte que l'on peut considérer l'absence de ce symptôme ou son peu d'importance comme un des bons caractères de l'affection.

Lorsque la toux a existé, elle a été suivie d'expectoration, à une exception près. Les crachats, au nombre de quelques-uns dans les vingt-quatre heures, ou en quantité plus abondante jusqu'à remplir la moitié d'un crachoir (environ 80 grammes), étaient toujours aqueux, transparents, grisâtres, formant un liquide de consistance un peu sirupeuse, contenant des petites vésicules d'air et très-rarement quelques filets de sang pur.

E. *Signes physiques.* — Les troubles fonctionnels dont il vient d'être question ont une grande valeur diagnostique; mais ils seraient insuffisants pour caractériser la congestion pulmonaire-maladie, s'il ne s'y joignait des signes physiques dont le rapprochement lève tous les doutes. Ces signes sont fournis par la percussion, l'auscultation et la mensuration.

Mais ces signes existent-ils dans tous les cas? C'est une question délicate à résoudre. Dans mon *Dictionnaire de diagnostic médical*, j'ai admis quatre degrés d'hyperémie pulmonaire, le premier simplement caractérisé par une ampliation accidentelle du thorax à la mensuration, sans autres signes physiques. Mais, comme il s'agit de mes premières recherches ayant pour point de départ cette ampliation de la poitrine et que des signes stéthoscopiques que j'ai mieux étudiés depuis ont pu d'abord m'échapper, j'accorde aujourd'hui plus d'importance aux signes de percussion et surtout d'auscultation, et je crois que les seuls cas dont il soit utile de s'occuper dans la pratique sont ceux que caractérisent les signes fournis par l'auscultation et ceux moins constants obtenus par la percussion.

Voyons donc quelle est la valeur des signes physiques comme caractères de l'hyperémie pulmonaire idiopathique.

1° *Mensuration.* — Si je commence par parler des résultats de la mensuration, ce n'est pas que je considère son emploi comme indispensable au lit du malade pour établir le diagnostic.

Pratiquée à l'aide du cyrtomètre, elle sert plutôt comme un moyen scientifique et démonstratif que comme moyen de diagnostic usuel et pratique. Les signes de percussion et surtout d'auscultation suffisent en effet, avec les phénomènes de l'invasion et la douleur thoracique, pour caractériser franchement la congestion pulmonaire idiopathique. L'emploi du cyrtomètre, en démontrant que cette douleur et ces signes d'auscultation se manifestent pendant l'ampliation de la poitrine qui accompagne l'hyperémie pulmonaire et qu'ils disparaissent avec cette ampliation, a plus fait pour la connaissance de cette affection au point de vue clinique que les études suivies auparavant au lit du malade. Cela se conçoit facilement, aucun autre moyen ne pouvant révéler pendant la vie l'augmentation de volume du poumon congestionné.

2° La *percussion* fournit des signes très-utiles, mais qui ne sont pas constants, puisque, chez un quart des malades, la sonorité thoracique obtenue par la percussion a été normale. Les autres ont présenté une sonorité exagérée ou tympanique, ou de la submatité, soit isolément, soit occupant en même temps des régions différentes de la poitrine.

L'obscurité du son, indiquée depuis longtemps comme signe de congestion pulmonaire symptomatique, a présenté les caractères suivants dans l'hyperémie pulmonaire-maladie. Rarement la matité était absolue; c'était habituellement une submatité à limites vagues, occupant en arrière la moitié ou les deux tiers inférieurs du côté affecté, rarement toute sa hauteur, et ne donnant pas sous le doigt la sensation de résistance qu'opposent à la percussion une hépatisation pulmonaire ou un épanchement pleurétique. Cette matité a présenté en outre cette particularité remarquable qu'elle s'est rencontrée le plus souvent du côté droit de la poitrine en arrière; 11 fois sur 14, en effet, il en a été ainsi; et comme elle occupait toujours le côté où siégeaient la douleur et des signes d'auscultation caractéristiques, on peut affirmer que l'obscurité du son de percussion se remarque plus particulièrement dans les congestions du poumon droit que dans celles du poumon gauche.

La *sonorité exagérée* ou *tympanique* a été plus fréquente que la submatité, comme je l'ai dit tout à l'heure. Elle existait sur vingt-deux malades, tandis que la matité ne s'est rencontrée que chez quatorze. Ce tympanisme, assez souvent plus étendu que l'obscurité du son, se montrait principalement dans les points que j'ai signalés dans mon mémoire sur le son tympanique, c'est-à-dire à la base de la poitrine en arrière, et en avant à la partie supérieure, entre la clavicule et le mamelon. Une fois il a été général des deux côtés et accompagnait une congestion pulmonaire double, caractérisée aussi par des douleurs des deux côtés.

Hourmann et Dechambre (*loc. cit.*) ont noté chez les vieillards *l'intensité remarquable de la résonnance de la poitrine* à la percussion. Je ne mets pas en doute que cet excès de sonorité, qui n'est pas du reste un signe pathognomonique d'hyperémie, n'ait accompagné la congestion pulmonaire dans un certain nombre des cas auxquels ils font allusion.

Il y a eu fréquemment dans les signes de percussion dont je m'occupe, une mobilité que l'on retrouve dans les signes d'auscultation et qui constitue un des caractères originaux de la maladie.

3° *Auscultation.* — Les signes d'auscultation fournis par l'étude de la congestion pulmonaire sont très-importants. Aucun d'eux n'est pathognomonique; mais rapprochés des symptômes fonctionnels et des données fournies par la mensuration, par la percussion et par la marche de la maladie marche sur laquelle j'aurai à insister, ces signes d'auscultation sont d'une très-grande valeur. Aussi me paraît-il nécessaire, avant d'en donner la description générale, de les montrer dans les faits même, afin de prouver que leur signification est bien celle que je leur attribue.

Voici d'abord une observation dans laquelle les signes de la congestion pulmonaire étaient fort simples.

OBSERVATION I<sup>re</sup>. — *Congestion pulmonaire idiopathique; submatité et faiblesse du bruit respiratoire disparaissant au moment de la résolution.* — Un ouvrier âgé de 46 ans, habituellement très-bien portant, et n'ayant jamais eu d'affection qui l'ait retenu au lit, était malade depuis dix jours lorsqu'il fut admis à l'hôpital Saint-Antoine, le 27 août 1862.

Il avait éprouvé, au début de sa maladie, une douleur vive du côté droit de la poitrine, avec du malaise et de la courbature. Il avait néanmoins continué son travail pendant quelques jours; mais l'intensité de la douleur, qui augmentait par les grandes inspirations et par la toux, l'avait forcé d'interrompre ses occupations et d'entrer à l'hôpital. Jamais il n'avait eu de rhumatismes.

Le lendemain de l'admission, 28 août, persistance de la douleur du côté droit de la poitrine. A la percussion, ce côté est le siége d'une submatité occupant en arrière la moitié inférieure, et le bruit respiratoire y est affaibli, sans égophonie ni souffle. Cette submatité et cet affaiblissement du murmure respiratoire sont les seuls signes anormaux constatés. Il n'y a ni dyspnée, ni toux, ni expectoration, ni fièvre. Le malade a de l'appétit.

Le périmètre général de la poitrine est de 83 centimètres, et la poitrine fournit, à l'aide du cyrtomètre, une courbe régulière (fig. I, tracé *a*).

Huit ventouses scarifiées sont appliquées sur le côté droit; c'est le seul traitement actif employé.

Fig. 1 (1).

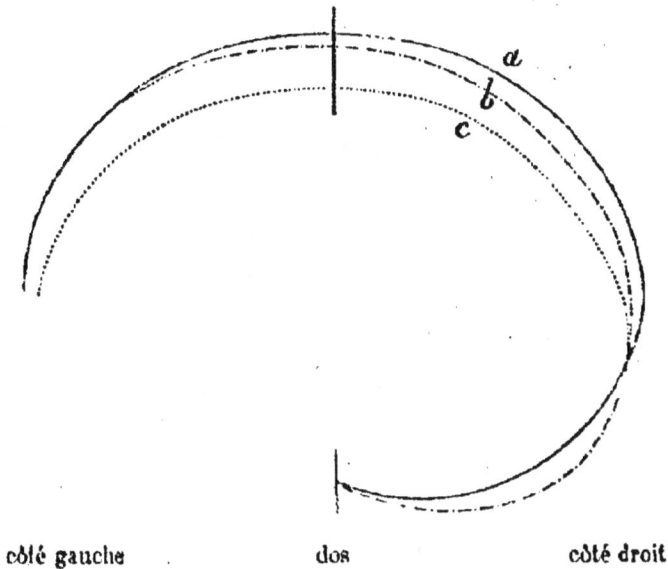

| côté gauche | dos | côté droit |

Le 29, les ventouses de la veille ont fourni environ 150 grammes de sang. Il n'y a plus trace de la douleur, mais la submatité et la faiblesse du bruit respiratoire persistent, quoiqu'il y ait absence de toux et de dyspnée, comme précédemment. La mensuration démontre qu'il y a une rétrocession sensible de la poitrine, surtout du côté droit (fig. 1re, de *a* à *b*), en même temps que le périmètre général a diminué de 83 à 81 centimètres.

Les jours suivants, la submatité et la faiblesse du bruit respiratoire disparaissent complétement; la sonorité est normale et égale des deux côtés, ainsi que la respiration. En un mot, la guérison est complète. De plus, le cyrtomètre démontre qu'il s'est fait une nouvelle rétrocession thoracique prononcée dans le sens du diamètre antéro-postérieur (fig. I, de *a b* en *c*).

Le malade sort de l'hôpital le 5 septembre, neuf jours après son admission à l'hôpital. Pendant ce court séjour, la poitrine a subi une rétrocession de 2 centimètres et demi dans son périmètre général et de 3 centimètres dans son diamètre antéro-postérieur.

Les résultats de la mensuration démontraient ici qu'il existait une ampliation de la poitrine lors de l'entrée du malade à l'hô-

---

(1) Les figures reproduites dans ce mémoire sont réduites *au quart* de celles qui ont été fournies directement par le cyrtomètre. J'ai relevé ces tracés en suivant le procédé simplifié, que j'ai conseillé comme préférable dans la note que j'ai lue à l'Académie de médecine en 1857. (Voy. *Archives gén. de méd.*, t. IX, p. 591; 1857.)

pital, puisque, peu de jours après, une rétrocession notable s'est effectuée. Cette ampliation ne pouvait être due qu'à une congestion pulmonaire du poumon droit, se caractérisant par de la douleur, de la submatité et de la faiblesse du bruit respiratoire ; car ces trois signes ont disparu lorsque la capacité thoracique est revenue à son état normal, c'est-à-dire par la résolution de l'hyperémie. Nous trouvons dans cette observation l'invasion brusque que j'ai signalée, caractérisée, comme d'ordinaire, par une fièvre éphémère et une douleur vive qui a persisté.

Sans les données si probantes qu'a fournies la mensuration, on classerait ce fait parmi les pleurodynies auxquelles on a attribué comme caractères la submatité et la faiblesse du bruit respiratoire. Je montrerai, à propos du diagnostic, que l'on ne saurait revendiquer pour la pleurodynie ces signes de percussion et d'auscultation ; ils manquent dans la vraie pleurodynie, en même temps que la mensuration démontre qu'il n'existe pas d'ampliation thoracique. Quoi qu'il en soit, chez notre malade les signes de percussion et d'auscultation ne pouvaient être rapportés qu'à l'hyperémie, puisqu'ils ont persisté après la disparition de la douleur et qu'ils ont coïncidé avec la turgescence congestionnelle du poumon, démontrée par la mensuration. Nous retrouverons cette preuve péremptoire de la congestion fournie par la mensuration dans les cas de congestion qui offrent des signes de percussion et d'auscultation qu'on n'a jamais songé à attribuer à la pleurodynie.

Je n'aurais que l'embarras du choix pour exposer des faits de ce genre ; mais ils vont se présenter naturellement à mesure que je vais pénétrer plus avant dans l'étude des signes d'auscultation. Voici d'abord un malade chez lequel le bruit respiratoire, loin d'être affaibli, était au contraire exagéré ou puéril.

Obs. II. — *Congestion pulmonaire survenue par suite d'une chute sur le côté gauche de la poitrine ; bruit respiratoire exagéré comme signe de l'hyperémie.* — Magny, âgé de 18 ans, gainier, fut admis dans mon service de l'hôpital Saint-Antoine, le 23 septembre 1862 (salle Saint-Jean, n° 2).

D'une force moyenne, il avait une santé habituellement très-satisfaisante, et jamais il n'avait eu d'affection semblable à celle qu'il présentait. Il se disait malade depuis quinze jours. Ne trouvant pas à s'occuper par sa profession habituelle, il avait travaillé sur le port et fait une chute en passant sur une planche humide et glissante. Il tomba sur le côté gauche de la poitrine, où se produisit une douleur qui augmentait par la toux, par les grandes inspirations et par la pression. Il n'eut d'ailleurs pas de fièvre. La persistance de la douleur, qui dut le faire renoncer à tout travail, l'a déterminé à venir à Saint-Antoine.

Le 24 septembre, lendemain de son entrée, il y a absence complète de fièvre, et comme symptôme fonctionnel il existe une simple douleur persistante du côté gauche du thorax, en dehors et vers la base. Cette douleur augmente par la toux, qui est nulle spontanément, et par les grandes inspirations; il y a alors des picotements que l'on réveille en comprimant le septième espace intercostal dans une étendue de 4 à 5 centimètres. Il n'y a pas de douleur à la pression sur les côtes ou les espaces intercostaux voisins.

Dans tout le côté gauche, le son est normal, et la respiration y est vésiculaire et naturelle comme du côté droit, mais elle est plus forte au lieu d'être plus faible du côté de la douleur. Il y a de l'appétit. Le périmètre de la poitrine est de 70 centimètres, et le cyrtomètre donne la courbe a de la figure 2 ci-après.

Prescription : *Ventouses scarifiées du côté gauche; 1 pil. opium 0,03; une portion d'aliments.*

Fig. 2.

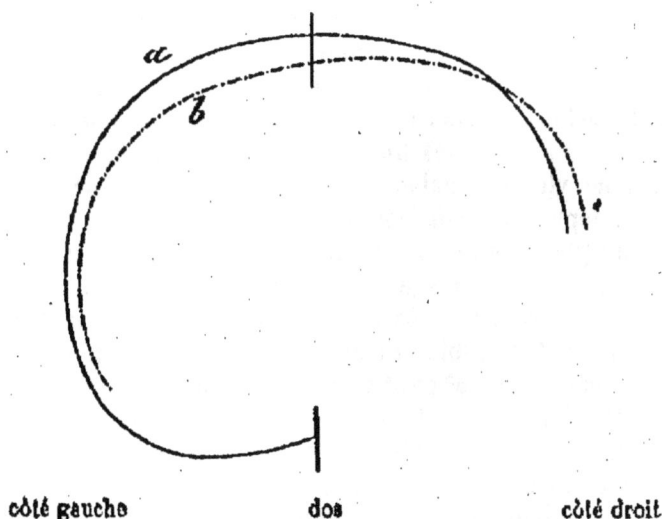

côté gauche       dos       côté droit

Dès le lendemain, 25 septembre, la douleur a disparu même la pression. La percussion et l'auscultation donnent les mêmes résultats que la veille, mais il y a une rétrocession de 1 centimètre et demi dans le périmètre général de la poitrine, et d'environ 2 centimètres dans le diamètre vertébro-mammaire gauche (fig. 2, de a en b).

W.              2

Même état les jours suivants. Mais, plusieurs jours avant la sortie, qui eut lieu le 6 octobre, la respiration était parfaitement égale des deux côtés, sans caractère puéril.

On ne peut se refuser à admettre qu'il y ait eu chez le malade une congestion pulmonaire démontrée par l'ampliation thoracique qui a coïncidé avec la douleur et que la rétrocession survenue ensuite a rendue évidente. La respiration puérile qui a accompagné la douleur thoracique et l'ampliation de la poitrine et qui a été remplacée par un bruit respiratoire naturel lorsque cette douleur et cette ampliation ont disparu ne pouvait s'attribuer qu'à la même cause. Il n'y a donc, suivant moi, aucun doute sur la légitimité de la signification que j'attribue ici à la respiration puérile. Il en est de même dans le fait suivant, dans lequel les signes se multiplient, et où l'on trouve aussi la faiblesse respiratoire et la submatité thoracique.

Obs. III. — *Congestion pulmonaire du poumon droit, avec bruit respiratoire affaibli dans un point, exagéré dans un autre, avec expiration prolongée et respiration granuleuse.* — Il s'agit ici d'un robuste maçon, âgé de 28 ans, qui était resté exposé à toutes les intempéries auxquelles sa profession ne lui permettait pas d'échapper, et qui fut pris, le 10 avril 1864, de frissons, de courbature et d'une douleur qui occupa d'abord l'épaule droite, puis se fixa sous le sein droit. De la dyspnée et une toux rare accompagnée d'une expectoration de crachats transparents avec quelques filets de sang se joignirent à ces phénomènes, et nous vîmes le malade au dixième jour de sa maladie, qui l'avait forcé depuis quelques jours à renoncer à ses occupations.

Il n'y avait plus alors de fièvre. La douleur persistait, augmentant par les grandes inspirations et par la toux, qui était d'ailleurs très-rare, ainsi que les crachats. La pression aggravait également la douleur; on constatait très-bien qu'elle occupait la région sous-mammaire au niveau des 4e, 5e et 6e espaces intercostaux.

La poitrine, bien conformée, rendait à la percussion un son normal et égal partout des deux côtés. A l'auscultation, qui ne faisait constater en arrière rien d'anormal, on percevait en avant à droite, d'abord sous la clavicule, une respiration *forte* et *granuleuse* avec *expiration prolongée*, et au-dessous un *bruit respiratoire très-faible*, surtout comparativement à celui perçu à gauche, où il était normal. Lorsqu'on faisait tousser le malade, l'inspiration plus profonde qui précède la toux était vésiculaire et naturelle là où le bruit respiratoire était affaibli, puis la respiration était de nouveau à peine entendue.

Des ventouses scarifiées furent appliquées du côté droit de la poitrine; on retira environ 100 grammes de sang.

Le lendemain, douleur moindre. La respiration était faiblement entendue du haut en bas à droite en avant, et la respiration forte et granuleuse sous-claviculaire avait complétement disparu ; l'état général continuait à être excellent.

Les jours suivants, la douleur diminuée, mais persistant encore avec la faiblesse antérieure droite du bruit respiratoire, nécessita l'application d'un vésicatoire *loco dolenti*, et tout rentra rapidement dans l'état normal. A la sortie du malade, le 30 avril, dix jours après son entrée, il n'y avait plus trace de douleur, et la respiration était naturelle et égale des deux côtés, en avant comme en arrière, depuis plusieurs jours.

Dans ce fait, il y a eu non-seulement une respiration faible à la partie inférieure du poumon du côté de la douleur, mais encore au sommet du même organe, une respiration plus forte que dans l'état naturel et ayant de plus un caractère granuleux, avec expiration prolongée. Ces modifications anormales du bruit respiratoire, respiration puérile, granuleuse, et expiration prolongée, ont disparu en même temps que la douleur, ce qui démontre bien que le phénomène douleur et les modifications du bruit respiratoire sont des modifications connexes de la même cause, de la congestion pulmonaire.

Quoique la mensuration n'ait pas été pratiquée dans ce cas, on voit que la maladie de cet homme a présenté un ensemble de signes qui ne peut permettre de formuler un autre diagnostic que dans les deux premières observations.

Ce qu'il ne faut pas perdre de vue, c'est que les signes d'auscultation peuvent être très-variés, plus ou moins rares ou nombreux, suivant les individus.

Voici un malade chez lequel la congestion était caractérisée à droite par un bruit respiratoire affaibli en avant, exagéré en arrière, avec expiration prolongée partout de ce côté.

Il y avait de plus un nouveau signe de percussion (une sonorité tympanique de la poitrine) qui a fait défaut dans les observations précédentes, mais que nous retrouverons dans beaucoup d'autres faits.

Obs. IV. — *Congestion pulmonaire droite avec signes variés d'auscultation et tympanisme du côté affecté* — Ce malade, carrier de profession, âgé de 50 ans, de haute taille et de forte constitution, est admis, le 3 avril 1865, à l'hôpital Cochin.

Sa santé habituelle est excellente ; seulement il a eu une fluxion de poitrine il y a deux ans et une seconde semblable il y a un an. Il n'a pas habituellement la respiration courte.

Le 30 mars, quatre jours avant son entrée à l'hôpital, il fut pris pendant son travail de frissons irréguliers, suivis de chaleur, et en même temps d'une douleur dans le côté droit de la poitrine, d'oppression et de toux, sans expectoration. A part les frissons qui ont marqué le début, les phénomènes n'ont pas varié depuis.

Le 4 avril, lendemain de l'admission, la physionomie est naturelle, il n'y a pas de fièvre ; il n'y a pas d'autre gêne respiratoire que celle qui résulte de la douleur et qui est modérée ; à peine de la toux, pas d'expectoration.

Lorsqu'on fait asseoir le malade dans son lit, il accuse une aggravation de sa douleur, qui occupe la base de la poitrine du côté droit en arrière et qui est exagérée par la pression, surtout à l'union des deux tiers inférieurs.

Toute la poitrine, en avant comme en arrière, rend à la percussion un son tympanique manifeste qui est plus prononcé à droite qu'à gauche en avant. De ce même côté droit, il y a partout une expiration prolongée égale en force et en durée à l'inspiration en même temps que le bruit respiratoire y est plus faible en avant et plus fort en arrière que du côté gauche, où la respiration est normale. Nulle part il n'y a de souffle ni de râle, même après la toux.

Le périmètre de la poitrine est de 87 centimètres (fig. 3, tracé a).

(Gomme suc. ; jul. diac. ; huit vent. scarif. à droite ; bouillons et potages.)

Fig. 3.

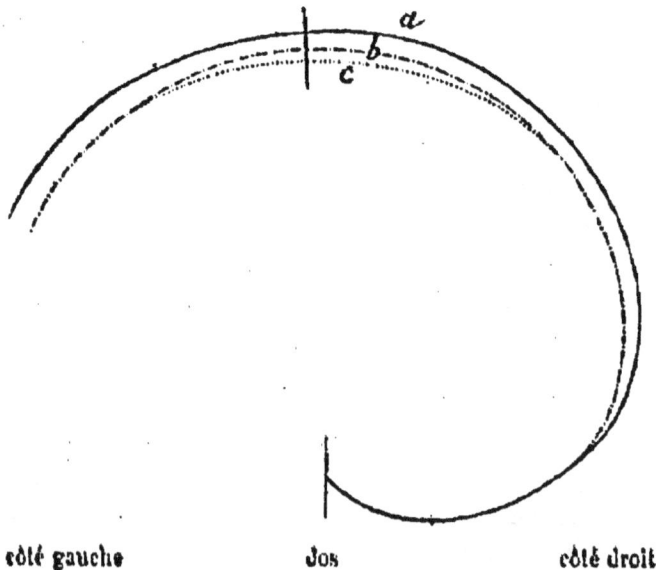

côté gauche      dos      côté droit

3 avril. Soulagement de la douleur, qui a presque disparu après l'application des ventouses ; même état général satisfaisant, appétit.

Je constate à la percussion que le son tympanique n'existe plus qu'en avant sous les deux clavicules au niveau des deuxièmes espaces intercostaux, avec expiration prolongée dans les mêmes régions sous-claviculaires. Il n'existe plus d'ailleurs aucun autre signe anormal d'auscultation dans le reste de la poitrine, si ce n'est que le bruit respiratoire, en arrière, est un peu plus faible à droite qu'à gauche.

Le périmètre de la poitrine a diminué de 2 centimètres (85 au lieu de 87), et les diamètres antéro-postérieurs ont perdu 1 centimètre (fig. 3, de *a* en *b*).

(*Gom. suc.; jul. diac.;* une portion d'alim.)

Le 6, le son de la poitrine est redevenu normal partout, et la respiration est vésiculaire et pure également partout; elle est égale des deux côtés, sans faiblesse à droite ni expiration prolongée.

La rétrocession générale de la poitrine persiste; elle a même subi une légère diminution d'avant en arrière (fig. 3, de *b* à *c*).

Le malade, se trouvant guéri, demande sa sortie trois jours après son admission.

Les signes stéthoscopiques que je vous ai signalés jusqu'à présent comme dépendants de la congestion pulmonaire, c'est-à-dire le bruit respiratoire *affaibli*, *exagéré* au contraire, la respiration *granuleuse* et l'*expiration prolongée*, sont loin d'être les seuls qui se rencontrent dans le cours de cette affection. On constate en effet, dans des cas relativement aussi nombreux, tantôt une respiration *sifflante* ou *ronflante* (râles sonores), tantôt des *râles humides*, tantôt enfin une respiration *soufflante*, ou même le souffle bronchique isolé.

Les observations qui suivent sont des exemples de ces divers signes de l'hyperémie du poumon dont je m'occupe.

Obs. V. — *Congestion du poumon gauche, avec respiration ronflante et souffle bronchique à la racine des bronches.* — Farcy (Pierre), 28 ans, charretier, est admis, le 8 mars 1864, à Cochin, salle Saint-Jean, 24. Il est d'une forte constitution et n'a jamais eu de maladie grave.

Le 6 mars, deux jours avant son admission, il ressentit une douleur du côté gauche de la poitrine avec des frissons bientôt suivis de chaleur. Toutefois il ne suspendit ses occupations que le lendemain.

Vu le 9, troisième jour, je le trouvai sans fièvre, ayant peu de toux, avec expectoration de quelques crachats transparents et aérés dans les vingt-quatre heures. Il éprouvait encore sa douleur, qui était localisée au cinquième espace intercostal gauche, en dehors et au-dessous du mamelon; elle augmentait à la pression.

On ne constatait rien de particulier par la percussion; mais à l'auscultation on percevait dans tout le côté gauche, en avant ainsi qu'en arrière, une respiration ronflante sans aucun râle humide, de plus, il existait, contre la colonne vertébrale du même côté, au niveau de la racine du poumon, un souffle distinct dans l'inspiration et dans l'expiration. Rien de semblable à droite, où la respiration était seulement faible.

Je fis administrer un vomitif comme traitement principal (ipéca, 1 gr. 50, et tart. stib., 0 gr. 05).

Le lendemain 10, la douleur a complétement disparu. Il n'y a plus non plus de ronflement ou de souffle au niveau du poumon gauche; le tout est remplacé par une simple faiblesse du bruit respiratoire. La mensuration cyrtométrique révèle depuis la veille une rétrocession manifeste (diminution du périmètre de 1 centimètre, et du diamètre antéro-postérieur 5 millimètres).

Enfin le 12, six jours après le début et trois jours après l'admission, Farcy sort de l'hôpital, présentant à l'auscultation un bruit respiratoire parfait et égal des deux côtés.

Voilà un exemple de congestion pulmonaire simple caractérisée par une respiration ronflante et par un souffle bronchique avec un siége spéciale (à la racine des bronches) que nous retrouvons dans d'autres faits. Par voie d'exclusion, je ne pouvais admettre l'existence d'une autre affection que l'hyperémie; il était impossible de songer en effet à une pleurodynie simple, à une bronchite ou bien à une pneumonie. La marche si rapide de la maladie, circonstance importance sur laquelle j'aurai à revenir, s'opposait à ce que l'on admît l'une de ces maladies.

L'observation qui suit est au moins aussi probante que la précédente.

Obs. VI. — *Congestion pulmonaire gauche avec signes semblables à ceux de la précédente observation.* — Cathelin, 41 ans, maréchal ferrant, vigoureusement musclé et n'ayant jamais été malade, fut admis à Cochin, le 2 décembre 1863 (salle Saint-Jean, 2). Huit jours avant son admission, il commença à éprouver du malaise, un peu d'oppression et de toux. Il continua néanmoins son travail pendant quatre jours, mais il dut ensuite l'interrompre, de la fièvre étant survenue tout à coup, avec perte d'appétit, douleur du côté gauche de la poitrine, surtout par la toux, et gêne plus grande de la respiration.

Le 3 décembre, lendemain de l'admission, physionomie naturelle, pouls à 72, sans chaleur fébrile. Le malade a expectoré quelques crachats transparents, simplement muqueux. Il n'y a pas de douleur à la pression au niveau du côté gauche.

La douleur spontanée, exagérée par la toux, persiste cependant de ce même côté, où la percussion fournit un son normal (comme à droite), excepté dans sa moitié inférieure en arrière, où la sonorité est manifestement exagérée (tympanique). De ce même côté gauche, le bruit respiratoire est partout plus faible qu'à droite et remplacé en avant par une respiration sifflante ou ronflante dans l'inspiration, tandis qu'en arrière le même phénomène ne se manifeste qu'au moment de la toux. Rien de pareil n'existe du côté droit, où la respiration est vésiculaire et normale, à cela près cependant que vers la base, en arrière, le bruit respiratoire est faible, et qu'au niveau de la racine des bronches, *des deux côtés*, il existe une expiration prolongée, presque soufflante, sans aucun râle humide.

Le cyrtomètre fournit un tracé régulier du thorax et indique un périmètre général de 80 centimètres (fig. 4, tracé *a*).

Un vomitif est prescrit, comme chez le sujet de l'observation précédente.

Fig. 4.

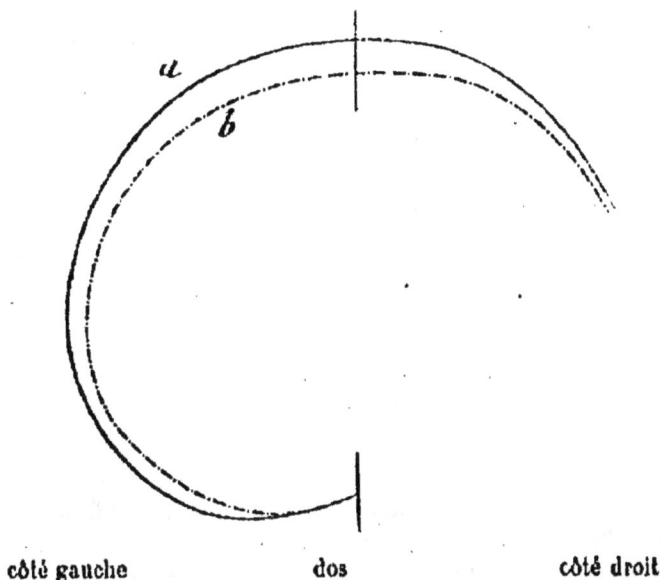

côté gauche      dos      côté droit

Le jour suivant 4 décembre, il y a un soulagement marqué ; l'appétit est revenu, le pouls est à 60, la respiration plus facile, la toux moins pénible. La sonorité de la poitrine n'est plus tympanique en arrière et à gauche, et il n'y a plus de souffle à la racine des bronches, où l'expiration est manifestement prolongée. Il existe encore un peu de sibilance disséminée *des deux côtés* en arrière, surtout au moment de la toux.

Le cyrtomètre indique une diminution de 2 centimètres dans le périmètre de la poitrine, et une rétrocession de 15 millimètres dans le sens du diamètre antéro-postérieur (fig. 4, de *a* en *b*).

Jusqu'au 7, jour de la sortie, le malade va de mieux en mieux, la douleur et les signes physiques disparaissent, et, au moment où il quitte l'hôpital, je constate que le bruit respiratoire est pur et normal partout, en même temps qu'il existe une nouvelle rétrocession de la poitrine.

Nous retrouvons ici la respiration sibilante et le souffle à la racine des bronches comme dans la précédente observation.

J'aurai à revenir sur ce signe, ainsi que sur la *sonorité tympanique*, phénomène qui existait ici comme chez le sujet de l'observation 4.

On a depuis longtemps signalé les gros râles humides comme un signe presque exclusif de la congestion pulmonaire symptomatique dans les affections du cœur. On retrouve ces râles humides dans la congestion idiopathique du poumon. En voici une observation ; mais on en trouve facilement d'autres analogues, car, sans être à beaucoup près aussi communs que l'ont dit M. Fournet et M. Monneret, ce ne sont pas des faits rares.

Obs. VII. — *Congestion pulmonaire simulant une pneumonie par l'existence de la matité, du souffle bronchique et des râles crépitants.* — La femme C....., 24 ans, entra, le 8 mars 1863, à l'hôpital Cochin, salle Sainte-Marie, n° 7, pour accoucher. Le travail fut très-laborieux par suite d'un rétrécissement du bassin assez prononcé ; de plus, l'enfant se présentant par l'épaule, on dut faire la version et l'extraire à l'aide du forceps.

Dix jours après l'accouchement, qui eut lieu le 23 mars, il survint un phlegmon de la fosse iliaque gauche qui se termina par une résolution complète au bout de trois semaines. L'état de la convalescente était très-satisfaisant lorsque, le 13 avril, elle éprouva de nouveaux symptômes. Des frissons, bientôt suivis de chaleur fébrile, se déclarèrent subitement, ainsi qu'une douleur vive sous le sein gauche, avec une toux fréquente. Vue peu de temps après, on constata une fièvre assez vive et un son normal à la percussion de la poitrine, qui était partout le siège d'un bruit respiratoire ronflant ou sibilant, avec des râles humides disséminés assez abondants. Des ventouses scarifiées furent appliquées sur le côté gauche.

Le 16 avril, pas d'amélioration. La douleur de côté n'avait pas sensiblement diminué, la fièvre restait assez vive ; l'état moral était mauvais, il y avait de l'anxiété, des pleurs, des craintes de mort prochaine. On constatait à la base de la poitrine, du côté droit (côté opposé à celui de la douleur), un peu de matité en arrière, avec des râles crépitants nombreux et une respiration un peu soufflante. Dans le reste de la poitrine, râles sonores et humides comme la veille, expectoration insignifiante de mucus transparent.

Je crus à une pneumonie droite commençante, et je prescrivis l'application d'un vésicatoire de ce côté, en même temps qu'une application de 12 sangsues sur le côté gauche, où siégeait la douleur. Les piqûres de sangsues coulèrent très-abondamment.

Le soir, la malade se trouvait beaucoup mieux, elle souffrait moins du côté gauche.

Le 17 avril, l'amélioration est des plus remarquables ; à part un peu de fréquence du pouls et de faiblesse, *il ne persiste rien* des phénomènes constatés la veille ; il n'y a plus de souffle, ni de râles, ni de matité à la base droite ; partout le bruit respiratoire est naturel.

La fièvre a complétement disparu le lendemain 18 avril, et l'on retrouve quelques râles sonores et humides disséminés, mais rien de pareil ne se constate les jours suivants ; la malade sort guérie de l'hôpital le 26 avril.

Ce fait est des plus remarquables en ce qu'il s'est passé entièrement sous nos yeux pour ainsi dire. On ne saurait évidemment attribuer la matité, les râles crépitants et le souffle, à une pneumonie, puisque la maladie n'a pas duré plus de quarante-huit heures. L'existence d'un râle crépitant au niveau d'un poumon non hépatisé est d'ailleurs une particularité acquise à la science par les recherches d'Hourmann et Dechambre, qui ont constaté un râle crépitant limité pendant la vie là où l'autopsie n'a fait trouver que l'imperméabilité planiforme du poumon, c'est-à-dire sa congestion (*Arch. gén. de méd.*, 1836, t. XII, p. 51).

Voici un autre fait dans lequel le souffle bronchique n'a pas dû non plus être attribué à une pneumonie, mais être considéré comme signe d'une hyperémie du poumon ; c'est un remarquable exemple du souffle bronchique existant comme signe d'auscultation isolé de congestion pulmonaire.

Obs. VIII. — *Congestion pulmonaire n'offrant comme signe physique qu'un souffle bronchique.* — M. X......, âgé d'une soixantaine d'années et d'une bonne constitution, gardait la chambre depuis trois mois pour une fracture du col du fémur dont il était convalescent. Le 13 mars, voulant pour la première fois respirer l'air du dehors, il s'installa assez longtemps à sa fenêtre ouverte, et le soir du même jour il fut pris de fièvre et d'une douleur en dehors du côté gauche, vers la base de la poitrine. Je le vis le lendemain. Il avait une fièvre intense, avec pouls à 100, chaleur à la peau, sécheresse de la langue, soif, perte de l'appétit et douleur très-vive dans le point indiqué. Cette douleur augmentait par les inspirations profondes, par les mou-

vements du tronc et par la pression des fausses côtes gauches. Il n'a-
vait pas toussé une seule fois depuis le début.

La percussion de la poitrine n'indiquait rien que de normal, mais
à l'auscultation on percevait un souffle respiratoire fort, dans l'inspiration et l'expiration, dans le quart inférieur du côté gauche de la
poitrine en arrière, sans aucun râle et sans retentissement bronchique de la voix, qui produisait à l'auscultation un bourdonnement
normal dans tous les points de la poitrine, au niveau de la respiration soufflée, comme ailleurs. En un mot, le souffle pur et très-carac-
térisé que l'on percevait à la base du poumon gauche était le seu
signe d'auscultation que l'on pût constater.

Un cataplasme laudanisé fut d'abord appliqué, le malade ayant une
grande répugnance pour un traitement plus actif. Je croyais d'a-
bord avoir affaire à une pneumonie, mais je ne persistai pas dans
cette idée, la toux ayant fait absolument défaut, de même que la
bronchophonie, pendant toute la durée de l'affection, qui fut courte
d'ailleurs. En peu de jours en effet la fièvre diminua, disparut avec
le souffle, et la douleur, un peu plus persistante, disparut également
après l'application d'un vésicatoire.

Cette observation me semble pouvoir se passer de tout com-
mentaire. Quoique la mensuration n'ait pas été pratiquée, on ne
saurait y voir ni une pneumonie, ni une bronchite, ni une simple
pleurodynie; c'est évidemment une congestion pulmonaire, et
rien autre chose.

*Description des signes d'auscultation.* — Après avoir montré comment les signes variés fournis par l'auscultation caractérisent la
congestion pulmonaire idiopathique, je dois, vu leur importance,
en donner une description sommaire d'après l'ensemble des faits
que j'ai observés.

Dans le peu d'observations que j'ai rapportées on a vu men-
tionnées des modifications assez nombreuses du bruit respiratoire. Il peut être : 1° affaibli, 2° au contraire exagéré ou puéril, 3° granuleux ou rude, 4° sifflant ou ronflant, 5° soufflant,
6° l'expiration peut être prolongée, 7° enfin il y a quelquefois
des râles humides.

Je vais passer en revue ces différents signes en complétant
leur étude par l'indication des données fournies par la *voix thoracique.*

La *faiblesse du bruit respiratoire* due à la congestion pulmonaire
idiopathique est un phénomène qui n'est pas rare, puisque je

l'ai constaté dans les deux tiers de mes observations. Elle présentait un degré d'atténuation variable depuis la simple faiblesse respiratoire relative, constatée par comparaison avec le côté opposé, jusqu'à l'abolition presque complète de tout bruit. Lorsqu'elle est nulle ou à peu près nulle, il est nécessaire de faire tousser le malade pour s'assurer que l'air peut pénétrer dans le poumon, comme dans l'état normal, au moment de la grande inspiration qui précède la toux. J'ai vu par exception ce moyen de contrôle échouer et le bruit respiratoire rester à peu près nul avant, pendant comme après la toux.

On trouve la faiblesse du bruit respiratoire dans différents points de la poitrine : tantôt elle se perçoit partout des deux côtés, en avant comme en arrière, ayant les mêmes caractères à droite et à gauche, ou étant plus faible du côté de la douleur; tantôt n'occupant que le côté tout entier où siége la douleur; tantôt enfin plus limitée dans une ou plusieurs régions, ce qui est le plus ordinaire. Dans ce dernier cas, on trouve plus souvent la faiblesse respiratoire vers la base qu'au sommet du poumon. Parfois elle occupe toute la hauteur d'un côté, soit en avant, soit en arrière.

La *respiration exagérée* ou *puérile* s'est rencontrée chez huit malades. Par conséquent elle est moins fréquente que la respiration affaiblie, mais il est clair que ce n'est pas un signe exceptionnel. Les termes de respiration exagérée ou puérile expriment bien le caractère principal de ce signe. Dans une observation, elle avait assez de force pour être presque soufflante.

Dans aucun fait, je n'ai trouvé la respiration puérile généralisée des deux côtés de la poitrine, comme cela arrive pour la respiration affaiblie. Cette exagération du bruit respiratoire a occupé tout le côté où siégeait la douleur; ou bien seulement la partie antérieure, et très-rarement (une fois seulement) la partie postérieure.

La respiration *granuleuse* donne la sensation du passage de l'air dans un conduit inégal et bosselé, tandis que la respiration *rude* est plus dure et comme râpeuse, non granulée. Je l'ai constatée une seule fois dans tout le côté gauche, et, dans les six autres faits, du côté droit, tantôt en arrière, tantôt en avant, chez des sujets différents.

La *respiration sifflante ou ronflante* (râles sonores sifflants ou ronflants) a été observée dans près de la moitié des faits de congestion pulmonaire idiopathique; presque toujours elle a pu être immédiatement perçue par l'oreille, et ce n'est que rarement qu'il est nécessaire de faire tousser le malade pour la constater. Ce signe a été persistant ou fugace, se produisant pendant les deux temps de la respiration, ou seulement dans l'inspiration ou l'expiration.

Il a occupé six fois simultanément les deux côtés, où il était disséminé partout. Chez trois autres malades, il occupait bien les deux cotés, mais incomplétement, limité aux parties supérieures des deux poumons, ou à leur partie antérieure, ou bien se montrant fugace un peu partout. Enfin, chez les autres malades, la respiration sibilante ou ronflante a occupé un seul des côtés de la poitrine.

Dans un de ces cas (congestion du poumon droit), le sifflement respiratoire était limité du niveau de la racine des bronches droites.

M. Monneret ne dit rien de la respiration sifflante ou soufflante à propos de l'hyperémie du poumon. Sous les dénominations bizarres de *râles solidiens*, il en fait avec les *râles hydrauliques* (râles humides) le meilleur signe de l'hyperémie bronchique. Nous verrons plus tard ce que l'on doit penser de cette manière de voir.

La *respiration soufflante* ou *souffle bronchique* a été notée chez neuf sujets atteints de congestion pulmonaire idiopathique; une seule fois elle avait un caractère douteux, mais dans tous les autres cas elle était nette, prononcée aux deux temps de la respiration; elle occupait un espace limité des régions postérieures de la poitrine.

*Je ne l'ai jamais rencontrée en avant.* Son siége en arrière offrait cette particularité remarquable qu'il occupait cinq fois la racine des bronches dans le voisinage de la 3e ou 4e épine dorsale, et dans les autres la base de l'un des côtés ou le niveau de l'angle inférieur de l'omoplate.

Hourmann et Dechambre (*loc. cit.*) ont signalé à la racine du poumon ce souffle tubaire, qui disparaissait d'un moment à l'autre dans le cours de la pneumonie dans la vieillesse, alors qu'ils ont plusieurs fois, à l'autopsie, « rencontré le poumon parfaitement sain à cet endroit » (1). Ils attribuaient sa production à une respiration supplémentaire « qui s'opère alors que la congestion sanguine envahit les points circonvoisins » (*ibid.*).

Ils insistaient avec raison sur cette cause fréquente d'erreur de diagnostic dans la pneumonie des vieillards (p. 47, *ibid.*). On voit que mes recherches sont venues donner sa véritable importance à ce fait intéressant et le rattacher à la congestion pulmonaire chez l'adulte.

M. Barthez et Rilliet ont aussi prévenu des erreurs de diagnostic auxquelles ce souffle prévertébral peut donner lieu chez les enfants; mais, au lieu de le rapporter à la congestion, ils l'ont considéré comme résultant d'une auscultation incomplète et comme un bruit de transmission qui pourrait faire croire à une congestion mobile, « tandis qu'en réalité la congestion n'a pas plus existé que le souffle bronchique lui-même » (p. 460). Je ne doute pas que M. Barthez, en présence du résultat de mes recherches, ne revienne sur cette explication et ne reconnaisse que le souffle en question se produit par suite de la réflexion du son dans le tronc bronchique du côté de la congestion, en raison de la perméabilité moindre de l'organe hyperémié.

Telle est du moins l'explication du phénomène qui me paraît la plus rationnelle. La disparition rapide du signe tiendrait aux degrés variables de cette perméabilité du poumon.

Le souffle respiratoire que j'ai trouvé à la racine du poumon n'existait des deux côtés que chez un malade ; chez les autres, on le trouvait limité à un seul côté correspondant précisément au poumon affecté de congestion.

Dans ce point, ordinairement limité à un petit espace voisin de l'épine vertébrale, ce qui explique comment il a pu échapper souvent à l'attention des cliniciens, le souffle est ordinairement très-pur, sans mélange d'aucun autre bruit, tandis qu'il a été trois fois mélangé de râles humides dans les autres régions postérieures où je l'ai rencontré.

Avec ce siége spécial à la racine des bronches, la respiration soufflante est un excellent signe de congestion lorsqu'on le rap-

(1) *Archives générales de médecine*, 1836, t. XII, p. 46.

proche des autres, quoiqu'il ne soit pas pathognomonique et qu'il se rencontre également dans la pneumonie franche et la pleurésie.

Je viens de parler de trois faits dans lesquels des *râles humides* se joignaient au souffle bronchique. Dans trois autres encore, les mêmes râles existaient sans coïncidence de respiration soufflante, tantôt ayant de l'ampleur, c'est-à-dire gros et très-humides, tantôt offrant une certaine sécheresse crépitante ou ressemblant à des fusées de râle crépitant fin, provoquées surtout par la toux : ces râles étaient nets ou obscurs et bornés le plus souvent à une région limitée de la poitrine en arrière. Une fois seulement ils étaient généralisés aux deux côtés, mais alors d'un jour seulement de durée.

Je n'ai donc rencontré que six fois, sur une cinquantaine de malades, des râles humides comme caractères de la congestion idiopathique. Les faits en main, je ne puis par conséquent partager l'opinion de M. Fournet, qu'un râle humide visqueux à bulles continues et avec des caractères spéciaux qu'il lui assigne dans la *congestion pulmonaire sanguine active* (*loc. cit.*, p. 199) soit un signe constant de la maladie que je décris. M. Monneret, après avoir rejeté l'opinion de M. Fournet en disant que sa congestion ne différait pas de l'engouement inflammatoire qui précède la pneumonie et qui est caractérisé par du râle crépitant, pense ensuite comme cet auteur, puisqu'il dit que « le râle sous-crépitant ou crépitant est par lui-même *un signe presque constant de la congestion* » (1864, *loc. cit.*, p. 311). Il en trouve la cause dans ce fait, que le sang ne peut distendre les vaisseaux des bronches et des vésicules pulmonaires « sans que la sérosité, plus rarement le sang, ne s'épanche au dehors. » Cela est fort contestable dans ces termes absolus. Il est clair que cette importance exagérée attribuée aux râles humides dans la congestion pulmonaire vient de ce que l'on a méconnu cette hyperémie dans une foule de cas différents des hyperémies symptomatiques que l'on a prises pour exemples.

Un autre signe d'auscultation qui n'existe jamais seul que par intervalles et qui peut accompagner indifféremment tous les autres, c'est l'*expiration prolongée*. Je l'ai rencontrée chez dix-huit malades, le plus souvent très-prononcée, ayant une intensité et une durée égales à celles de l'inspiration, et parfois un caractère presque soufflant. Cette expiration prolongée occupait les deux côtés ou un seul côté, et dans cette dernière condition elle envahissait rarement le côté tout entier et s'observait à la base en arrière, ou au sommet, ou bien dans toute la hauteur du même côté, soit en avant, soit ou arrière.

La cyrtométrie, en faisant constater des degrés différents d'ampliation thoracique chez le même malade, a permis d'étudier la congestion dans ses différentes phases d'augmentation ou de diminution.

J'ai pu ainsi établir que la résonnance tympanique est le signe d'une congestion moindre que la matité ou la submatité. Cela explique comment le tympanisme peut succéder à la matité pendant la résolution de l'hyperémie, et comment on peut trouver de la matité du côté de la douleur et du tympanisme du côté opposé, où il annonce sans doute un certain degré de congestion. Et quant à l'auscultation, elle fait percevoir dans les congestions peu prononcées la respiration forte ou granuleuse, la respiration sibilante ou ronflante, et enfin la faiblesse du bruit respiratoire, plutôt que la respiration ronflante et que les râles humides, le souffle et les râles humides se rencontrant de préférence dans les congestions les plus fortes.

*Voix thoracique.* — Ce qu'il y a de particulier dans l'auscultation de la voix dans le cours de la congestion pulmonaire, c'est que rarement elle est modifiée d'une manière sensible. Trois fois seulement, dans des hyperémies du poumon droit, le bourdonnement vocal a été augmenté sans qu'il y ait eu toutefois bronchophonie au sommet de l'organe, ou à sa base, ou à la racine des bronches, là où existait un souffle localisé. L'absence de bronchophonie franche dans tous les faits où existait une respiration soufflante est un excellent caractère négatif de la congestion pulmonaire comparé à la pneumonie. Il arrive quelquefois que le retentissement normal de la voix est sensiblement diminué du côté de la congestion, comme cela est arrivé chez un malade qui offrait du côté gauche, avec cette diminution d'intensité de la voix thoracique, une respiration faible avec expiration prolongée. Enfin j'ai vu une égophonie passagère liée à la congestion, ce qui aurait pu faire penser à l'apparition d'une pleurésie.

Telles ont été les données séméiologiques fournies par la voix thoracique.

Les vibrations thoraciques constatées par l'application de la main sur la poitrine pendant l'exercice de la voix sont peu modifiées par la congestion pulmonaire. Quelquefois elles sont diminuées manifestement; le plus souvent elles sont normales, même lorsqu'il existe du souffle bronchique. Je ne les ai jamais trouvées augmentées comme dans certaines pneumonies (1).

Pour compléter ce qui a rapport aux phénomènes d'auscultation, il me faut indiquer comment ces signes si variés se combinent entre eux, et comment ils se produisent.

En lisant les observations que j'ai précédemment rapportées, on a pu déjà faire cette remarque que plusieurs des signes d'auscultation qui y sont mentionnés peuvent se montrer isolément chez certains sujets. Dans le relevé de mes observations, je trouve à cet égard que le quart des malades (12 sur 50) n'a offert qu'un seul signe d'auscultation. C'étaient la respiration plus ou moins affaiblie, la respiration puérile, la respiration sibilante et enfin la respiration soufflante, qui n'a été constatée isolée qu'une seule fois (obs. 8).

Plusieurs des signes stéthoscopiques se sont rencontrés ensemble, en nombre variable suivant les individus, dans les trois quarts des cas environ (38 sur 50). Ils se sont offerts dans deux conditions différentes : ou bien les signes d'auscultation n'ont pas varié et ont été au nombre de deux ou trois pendant la courte durée de la maladie; ou bien ces signes ont au contraire varié d'un jour à l'autre, et quelquefois ils ont eu ainsi une grande mobilité. Cette mobilité a été d'autant plus remarquable dans certains faits, que les signes d'auscultation étaient plus nombreux.

Compris tous parmi ceux que j'ai décrits, ces signes ne se sont pas montrés dans un ordre spécial de succession. Seulement il

---

(1) J'avoue ne pas comprendre M. Monneret, mettant au nombre des signes physiques les plus importants de l'hyperémie du poumon *la vibration thoracique*, sans autre explication. Si cela exprime que la vibration est conservée, cela ne dit pas si elle est normale, ou augmentée, ou diminuée.

en est que j'ai plus souvent observés que d'autres. Les voici dans leur fréquence relative, en tenant compte de tous les faits indifféremment :

| | |
|---|---|
| Respiration faible . . . . . . . . . . | 27 |
| Respiration sibilante ou ronflante. | 19 |
| Expiration prolongée. . . . . . . . . | 18 |
| Respiration granuleuse ou rude. . | 9 |
| — soufflante. . . . . . . . | 9 |
| — puérile. . . . . . . . . | 8 |
| Râles humides. . . . . . . . . . . | 7 |

La multiplicité et la mobilité des signes fournis par l'auscultation sont quelquefois remarquables. Quoique j'aie rapporté déjà des observations de ce genre, je crois devoir rappeler encore la suivante, car rien ne peut donner une idée plus précise du sujet qui m'occupe que l'exposé de ces faits.

OBS. IX. — *Congestion du poumon droit avec signes d'auscultation nombreux et variés.* — Un infirmier de l'hôpital du Midi fut admis à l'hôpital Cochin le 24 mai 1863.

C'était un homme de constitution moyenne, un peu maigre, d'une bonne santé habituelle et n'ayant jamais eu de maladie grave.

Il se disait malade depuis six jours. Le 18 mai, en effet, il avait été pris brusquement de fièvre avec frisson et d'un sentiment de grande fatigue ; il travailla avec peine. Le lendemain 19, même état ; mais il était survenu de plus une douleur vive dans le côté droit de la poitrine. Il dut garder le lit jusqu'à l'admission. Aucune amélioration ne s'étant manifestée dans l'intervalle, malgré l'emploi d'un émétique, il fut porté à l'hôpital.

Le 25 mai, lendemain de son admission, il n'y avait pas la moindre fièvre ; l'appétit était revenu depuis deux jours, la langue était un peu blanchâtre, le ventre souple, il n'y avait pas de diarrhée.

Douleur sous-mammaire du côté droit de la poitrine, réveillée par les grandes inspirations et par la pression du cinquième espace intercostal. Pas de sentiment de vraie dyspnée, toux à peu près nulle ; quelques crachats salivaires.

La poitrine est bien conformée ; la percussion est douloureuse sous la clavicule droite ; elle fait constater dans cette région un son un peu moins clair qu'à gauche et un son obscur aux deux bases en arrière, à limites vagues supérieurement.

L'auscultation du côté droit fait percevoir en avant un bruit respiratoire plus faible que du côté opposé, avec expiration prolongée, tandis qu'en arrière la respiration n'est altérée que dans un point de

W.                                                                     3

ce côté droit. Il existe en effet à la partie moyenne et en dehors, près de l'angle inférieur de l'omoplate, une respiration rude et forte presque soufflante, avec expiration prolongée, dans un espace limité de 5 ou 6 centimètres de diamètre, sans retentissement exagéré de la voix, et sans aucun râle.

Du côté gauche, la respiration est normale en arrière, mais en avant elle s'accompagne d'expiration prolongée (6 ventouses scarifiées du côté droit; une pilule op. 0,05, une portion d'aliments).

Le 26. Amélioration notable. Les ventouses ont fourni 100 à 150 grammes de sang. Toujours absence complète de fièvre ; ni toux ni expectoration. Il y a un reste de douleur dans les grandes inspirations seulement ; l'obscurité du son sous la clavicule droite a fait place à une sonorité exagérée ; la submatité a disparu en arrière aux deux bases pour faire place à une sonorité normale. Le bruit respiratoire reste un peu plus faible avec expiration prolongée en avant à droite, tandis qu'en arrière la respiration est naturelle partout, mais seulement un peu plus forte qu'ailleurs du côté droit, dans le point voisin de l'angle inférieur de l'omoplate dont il a été parlé.

Le 27. Il y a un reste insignifiant de douleur que ne réveille plus la pression ; la sonorité est partout normale. Il n'y a comme signes anormaux à l'auscultation de la poitrine qu'un peu d'expiration prolongée sous la clavicule droite, une respiration encore un peu exagérée dans le point voisin de l'angle de l'omoplate, et quelques râles sonores inférieurement du même côté. Rien à gauche.

Le 28. Le malade se dit guéri ; il va en effet très-bien. On ne trouve plus en arrière à droite les quelques râles sonores constatés la veille, mais la respiration continue à être un peu plus forte qu'ailleurs dans la partie voisine de l'angle inférieur de l'omoplate déjà indiquée. Rien d'anormal d'ailleurs à la percussion ou à l'auscultation.

Jusqu'à la sortie, le 1er juin, il ne se montre plus que quelques signes légers par intervalles. Ainsi je trouve : le 29, un son sous-claviculaire un peu plus aigu sous la clavicule droite que sous la gauche ; le 30, une sonorité normale, en avant, mais une respiration granuleuse des deux côtés en arrière. Enfin, le 1er juin, la respiration granuleuse s'était localisée et limitée en avant sous la clavicule droite au niveau du deuxième espace intercostal.

Le malade se trouve dans un état parfait en dehors de la constatation de ces signes de percussion et d'auscultation, qui auraient pu échapper si l'attention n'avait pas été éveillée par l'idée de la congestion pulmonaire, si manifeste dans les premiers jours de l'exploration du malade.

J'appelle l'attention sur cette observation, qui est des plus intéressantes à divers points de vue, et principalement sous le rapport du nombre et de la mobilité des signes de percussion et d'auscultation. Le lendemain de l'admission : son mat en arrière des deux côtés et en avant du côté de la douleur ; de ce côté en avant même faiblesse du bruit respiratoire avec expiration prolongée ; en arrière respiration forte, presque soufflante à la partie moyenne, sans brochophonie. Dès le lendemain , après une application de ventouses scarifiées, disparition des râles humides et de la grande intensité du bruit respiratoire en arrière , matité disparue et remplacée à droite par un son tympanique sous-claviculaire ; puis apparition temporaire les jours suivants de râles sonores et de respiration granuleuse.

On peut dire que la plupart des signes de la congestion pulmonaire se sont rencontrés successivement chez ce malade. Des râles humides et un souffle bien net ont seul faits défaut. Malgré les nombreux signes d'auscultation et de percussion, l'amélioration s'est faite brusquement du jour au lendemain (du 25 au 26 mai) comme dans les cas ordinaires de congestion idiopathique. Quant aux signes variés qui se sont montrés ensuite , ils indiquaient évidemment l'existence d'un reste de congestion beaucoup moins accusée. Aussi ce fait me paraît-il démontrer que la sonorité tympanique, les râles sonores passagers, et la respiration granuleuse isolée, révèlent une congestion moins considérable que la matité, la faiblesse prononcée du bruit respiratoire et les râles humides.

A propos de ces signes physiques il se présente une dernière question intéressante à examiner. Comment se produisent-ils ?

D'abord aucun des signes de la congestion pulmonaire idiopathique, pris isolément, n'est pathognomonique. Cela ne diminue en rien la valeur que je leur ai attribuée ; car, en y réfléchissant bien, on peut affirmer qu'il n'y a pas un seul des signes d'auscultation que l'on puisse dire pathognomonique dans une maladie quelconque des organes de la respiration. C'est par la coexistence de plusieurs de ces signes , par leur succession ou leur enchaînement, et par les conditions pathologiques dans lesquelles on les rencontre, qu'ils acquièrent leur véritable valeur. Les signes de la congestion pulmonaire idiopathique n'échappent pas à cette loi générale.

Comme je crois l'avoir démontré dans mon travail intitulé : *Études sur l'auscultation des organes respiratoires (Archives gén. de méd.*, 1865, t. II), la seule augmentation de volume du poumon donne lieu par elle-même tantôt à la respiration faible, tantôt à la respiration puérile, à l'expiration prolongée, à la respiration granuleuse ou rude, sibilante ou ronflante, ou enfin soufflante. Or, ces signes sont ceux que je viens de passer en revue comme signes de la congestion pulmonaire simple : il n'y manque que les râles humides. Et comme il y a augmentation du volume du poumon par le fait de l'hyperémie, on doit croire que cette augmentation de volume n'est pas étrangère à l'existence des signes d'auscultation de la congestion pulmonaire.

Mais il faut aussi tenir compte d'une autre condition anatomique comme cause de production des respirations anormales de l'hyperémie pulmonaire. Je veux parler de la diminution de capacité des vides bronchiques par l'engorgement sanguin, qui augmente le volume des parties solides aux dépens des vides aériens.

MM. Barthez et Rilliet (*loc. cit.*) ont expérimentalement démontré cette diminution de capacité des vides aériens due à la congestion, en adaptant à la trachée un tube de verre, en introduisant une colonne d'eau dans ce tube, puis en injectant avec peu de force le poumon. Ils ont vu alors l'air chassé des bronches qui soulevait la colonne d'eau de plusieurs centimètres (ouvr. cité). De son côté, l'augmentation générale de volume du poumon pendant la vie diminue par elle-même la béance et la tension des conduits aériens.

Cette diminution des vides aériens fait parfaitement concevoir la faiblesse du bruit respiratoire, tandis que les inégalités et le défaut de tension des parois de ces conduits permettent de rendre compte des autres modifications de ce bruit. L'hypersécrétion muqueuse explique de son côté, suivant son siége dans les grosses et les petites bronches, la production des râles humides à bulles volumineuses ou fines.

### III. — MARCHE, DURÉE.

Depuis très-longtemps on a signalé la rapidité d'évolution des hyperémies en général. La marche de la congestion pulmonaire idiopathique en particulier, soit par l'enchaînement des phénomènes, soit par son allure rapide, est une des considérations cliniques les plus importantes que j'aie à rappeler. Elle permet en effet de lever tous les doutes sur la valeur des phénomènes observés dans beaucoup de circonstances, comme je l'ai dit depuis longtemps, et comme je le démontrerai à propos du diagnostic.

Cette marche est caractérisée par l'apparition brusque des accidents de l'invasion, et principalement de la fièvre et de la douleur thoracique; par la durée éphémère de cette fièvre que l'on ne constate plus pour peu que le malade tarde à entrer à l'hôpital; et par la persistance, une fois la fièvre passée, de la douleur et des signes physiques plus ou moins nombreux de percussion et d'auscultation; dans certains cas par la succession et la mobilité de ces signes variant d'un jour à l'autre; enfin, par la disparition rapide, le plus souvent en vingt-quatre heures, des phénomènes observés, lorsque le malade est soumis à un traitement approprié (1).

La durée de l'affection est en effet subordonnée en grande partie au traitement. Elle se prolonge plus ou moins et reste stationnaire avant l'entrée du malade à l'hôpital, tandis qu'elle disparaît très-rapidement dès qu'il est soumis à une médication active après son admission. Un seul relevé statistique des faits en dira plus à cet égard que tous les commentaires.

J'ai noté, sur 39 malades, la durée antérieure de l'affection jusqu'au moment où ils ont été soumis au traitement. Il s'était écoulé jusque-là :

---

(1) En 1861 (*Dictionn. de diagn. médical*), j'ai signalé « la marche rapide des signes d'auscultation dans la congestion pulmonaire, lorsqu'ils sont passagers ou transitoires, » comme une excellente donnée pour le diagnostic. Je n'ai cessé depuis bien des années d'insister au lit du malade sur leur mobilité et leur succession irrégulière. Or ce n'est qu'en 1864 que M. Monneret a insisté pour la première fois sur ces variations singulières dans les symptômes locaux, et sur la fluctuation continuelle et rapide qu'on observe dans l'intensité des signes pulmonaires (*Traité élément. de pathologie interne*, t. I, 1864). Un an auparavant, M. Tartivel avait rapporté dans l'*Union médic.* (t. XX, p. 176, 1863) une observation recueillie dans le service de M. Monneret, et dans laquelle l'apparition et la disparition rapide des phénomènes et leur mobilité étaient attribuées non à la congestion elle-même, mais à l'influence de la diathèse rhumatismale qui existait dans ce fait.

De 1 à 5 jours, dans 24 cas;
    6 à 9 —   — 11 cas;
  14 à 16 —   — 3 cas;
Plusieurs semaines,   1 cas.

Total..... 39 cas.

Or, de tous ces malades il n'en est que deux dont la guérison se soit fait attendre quelques jours, et encore se trouvent-ils compris parmi les sujets des deux premières séries. Chez tous les autres, indistinctement, la guérison a eu lieu très-rapidement, au bout de vingt-quatre ou de quarante-huit heures. Rarement il a été constaté ensuite, pendant peu de jours, quelques signes très-légers d'hyperémie. L'influence du traitement, dont il sera question en temps et lieu, sur la durée de la maladie, ne saurait être mieux établie, de même que la prolongation naturelle de la congestion, lorsqu'elle est abandonnée à elle-même.

Je ne prétends pas dire que l'hyperémie se prolonge indéfiniment lorsqu'elle n'est pas traitée. Vu le peu de gravité habituel de la maladie, il est probable que dans un plus ou moins grand nombre de cas légers, elle se déclare et se dissipe spontanément. Je ne m'occupe ici que des hyperémies pulmonaires qui sont assez intenses pour nécessiter l'intervention du médecin, et qui cèdent rapidement à cette intervention.

Il est facile de se convaincre de la rapidité de la guérison et de cette influence favorable du traitement dans les faits que j'ai rapportés. En voici un autre tout récent :

Obs. X. — *Congestion pulmonaire droite; disparition rapide de ses signes.* — Un jeune homme âgé de 20 ans, tailleur de pierre, d'une bonne constitution, et jouissant d'une bonne santé habituelle, fut admis le 9 janvier 1866, à l'hôpital Cochin, salle St-Jean, 9. Trois jours auparavant, il s'était refroidi, le corps étant en sueur, et deux heures après il avait éprouvé des frissons avec une douleur du côté droit de la poitrine, et de la toux; celle-ci rendait la douleur bien plus vive, de même que les grandes inspirations. Le soir de l'invasion la fièvre avait été intense, suivie de sueurs, et la nuit se passa sans sommeil. La persistance de la douleur, qui empêchait tout travail, détermina le malade à entrer à l'hôpital.

A son admission, le 9 janvier, il n'y avait plus la moindre fièvre ; il y avait de l'appétit. La douleur thoracique occupait la région sous-mammaire droite, augmentant à la pression des espaces intercostaux, par les grandes inspirations et par la toux qui était peu fréquente, et avait été suivie de quelques crachats transparents, comme salivaires.

La sonorité et le bruit respiratoires ne présentaient rien d'anormal du côté gauche de la poitrine. Mais du côté droit il existait en arrière une submatité manifeste, à limites vagues en haut, et occupant les deux tiers inférieurs où le bruit respiratoire était presque nul, même par la toux. En même temps la voix retentissait moins que du côté opposé. La respiration était faible aussi en avant du même côté droit, sans l'être cependant autant qu'en arrière, et l'expiration était manifestement prolongée. Le cyrtomètre donnait 78 centimètres et demi pour le périmètre thoracique, et un diamètre vertébro-mammaire droit de 18 centimètres (fig. 5, tracé a).

Un vomitif, six ventouses scarifiées et une pilule d'opium furent prescrits.

Fig. 5.

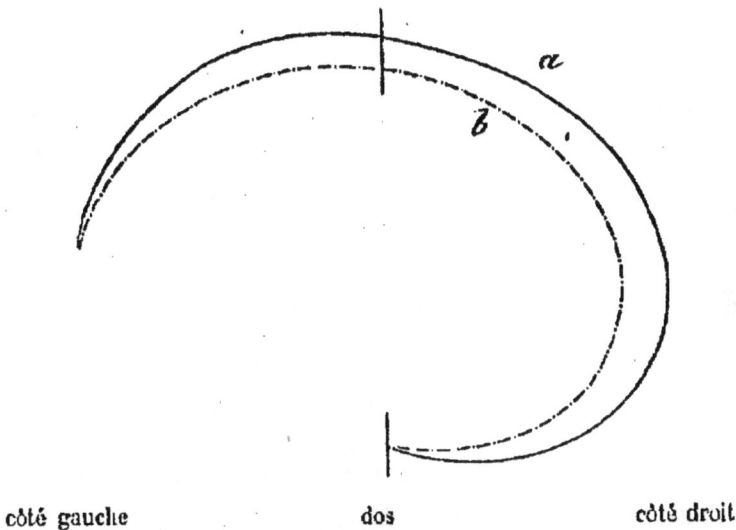

côté gauche         dos         côté droit

Le lendemain, 10 janvier, il existait un changement remarquable : le malade se trouvait bien et sentait de l'appétit; le pouls était comme la veille à 68, sans aucune chaleur de la peau. Une modification notable était survenue au niveau de la poitrine depuis la veille : il n'y avait qu'une toux très-rare, et la disparition de la douleur était complète; la sonorité de la poitrine était naturelle et égale des deux côtés en arrière comme en avant, et sauf un peu de faiblesse du bruit respiratoire au niveau de la moitié supérieure du côté droit en arrière, il n'existait plus aucun signe anormal d'auscultation. La voix retentissait également bien des deux côtés. En même temps le périmètre thoracique avait subi depuis la veille une diminution de

3 centimètres et demi, tandis qu'il y avait eu une rétrocession de 2 centimètres au niveau du diamètre vertébro-mammaire droit (fig. 5 de *a* en *b*). — J'augmentai l'alimentation.

Le 11, l'état général continuait à être excellent. Il en était de même de l'état local. Le son était également clair des deux côtés de la poitrine, et sauf le caractère un peu granuleux de la respiration, avec expiration légèrement prolongée, que je constatai sous la clavicule droite, le son et la respiration étaient tout à fait normaux. — Deux portions d'aliments ; vin de Bordeaux.

Le 12, le malade demande sa sortie, et quitte l'hôpital après n'y avoir séjourné que trois jours. L'état des organes respiratoires est alors parfait.

Voilà un malade atteint d'hyperémie pulmonaire idiopathique, et qui, examiné trois jours après le début, ne présente plus de fièvre, mais une persistance de la douleur thoracique qui empêche tout travail. Or, la matité qui accompagnait la douleur du côté droit, ainsi que la faiblesse du bruit respiratoire, l'expiration prolongée et le retentissement moindre de la voix thoracique, étaient disparus dès le lendemain du traitement, à part un peu de faiblesse localisée du bruit respiratoire. La capacité thoracique avait en même temps subi une rétrocession remarquable qui indiquait la diminution considérable de l'engorgement sanguin. On ne peut trouver d'exemple plus probant de l'influence favorable du traitement sur la durée de la maladie.

## IV. — ANATOMIE PATHOLOGIQUE.

Depuis qu'on s'est livré à des recherches d'anatomie pathologiques au commencement de ce siècle, on a beaucoup disserté et discuté sur les lésions à attribuer à la congestion ou à l'inflammation. J'ai rappelé que ces recherches avaient été faites généralement avec une tendance à admettre de préférence l'inflammation. Il serait oiseux d'entrer ici à ce sujet dans de grands développements, à propos de la congestion pulmonaire idiopathique, maladie habituellement peu grave. Son invasion brusque et sa guérison rapide, dans la plupart des cas, montrent bien qu'il ne s'agit que d'une simple hyperémie.

M. Dubois (d'Amiens) a admis trois degrés de congestion pulmonaire (*loc. cit.*) : 1° l'engorgement sanguin des vaisseaux capillaires du poumon sans extravasation ; 2° le sang est extravasé, sans ruptures, dans les cellules aériennes (hémoptysie) ; 3° enfin, il y a déchirure du poumon et épanchement sanguin du sang (apoplexie pulmonaire).

Ces trois formes anatomiques ne sont pas applicables à tous les cas de congestion pulmonaire idiopathique. La première seule est constante. Je veux parler de l'engorgement sanguin du poumon, d'où résulte l'augmentation de volume de cet organe. Quant à l'extravasation du sang dans les cellules aériennes, elle n'a lieu que lorsque le mucus des crachats est mélangé d'un peu de sang, ce qui est d'ailleurs assez rare. Jamais je n'ai vu alors le sang expectoré être en assez grande quantité pour faire croire à une hémoptysie.

Quant à l'apoplexie pulmonaire, que l'on rencontre comme complication de l'hyperémie symptomatique, on ne peut admettre qu'elle soit possible dans la congestion idiopathique du poumon que dans les faits les plus graves ; car dans les plus ordinaires la rapidité de la guérison doit, en l'absence de la constatation anatomique, faire exclure toute idée d'apoplexie sanguine.

Quoi qu'il en soit, c'est bien du fait anatomique de la congestion pulmonaire que dépendent les signes physiques que je lui ai attribués.

Si l'on doutait de la légitimité de ces signes, il suffirait, pour se convaincre, de rapprocher les signes constatés pendant la vie, de la congestion des poumons constatée après la mort sur des cadavres d'individus morts d'une autre maladie. Dans une de mes conférences cliniques, j'ai démontré ce rapport à propos de quatre autopsies alors récentes. Il serait très-facile de multiplier les faits de ce genre. Mais ces quatre observations suffisent pour démontrer la corrélation de la lésion et des signes constatés au lit des malades, quoiqu'il s'agisse ici de congestions pulmonaires liées à d'autres affections et non de congestions idiopathiques.

Un homme âgé de 42 ans meurt en peu de jours de pneumonie au n° 6 de la salle Saint-Jean. A l'autopsie, on constate à gauche une pneumonie arrivée au troisième degré, et occupant le lobe inférieur du poumon, tandis qu'à droite existe une congestion considérable de l'organe opposé, sans aucune hépatisation. Ce

poumon droit présentait une augmentation de volume prononcée et une couleur violacée. De sa coupe, d'un rouge foncé
brunâtre, s'écoulait un sang noir peu aéré, et son tissu se laissait
très-difficilement pénétrer par le doigt. Pendant la vie j'avais
constaté, du côté correspondant de la poitrine, une expiration
prolongée égale en force et en durée à l'inspiration, et, contre
la colonne vertébrale, au niveau de la racine du poumon de ce
côté, un souffle bronchique pur, égal dans les deux temps de la
respiration, et qui n'était pas le retentissement d'un souffle du
côté opposé où il faisait défaut. Il n'y avait pas de bronchophonie
au niveau de ce souffle. Il est évident qu'ici nous retrouvons deux
des signes stéthoscopiques que l'on rencontre dans les cas de
congestion pulmonaire idiopathique que j'ai signalés : l'expiration prolongée et le souffle à la racine du poumon sans bronchophonie. Passons aux autres faits.

Dans un lit voisin du précédent (salle Saint-Jean, n° 7), était
mort un jeune homme également de pneumonie, et dont je rapporterai l'observation plus loin, à propos de la congestion pulmonaire qui accompagne la pneumonie. Cette pneumonie avait
envahi le poumon droit, et à l'autopsie nous avons encore constaté que le poumon du côté opposé (le gauche par conséquent)
était notablement congestionné, sans autre lésion comme chez
le malade précédent. Or, quels avaient été ici les signes d'auscultation pendant la vie? Dans les notes écrites sous ma dictée
au lit du malade, je trouve qu'il existait partout une *expiration
prolongée* du côté gauche de la poitrine, que *le bruit respiratoire y
était fort, puéril*, mélangé de *ronflements* dans la région sous-claviculaire correspondante, et qu'en arrière, *à la racine des bronches*, comme dans le fait qui précède, et à la base du même côté,
il existait un *souffle bronchique* sans aucun *râle humide* et *sans
bronchophonie*. En même temps la sonorité était *tympanique* à
cette même base gauche.

Le troisième fait est tout aussi explicite. Il s'agit encore ici d'un
jeune garçon qui succomba dans la même salle, au huitième
jour d'une fièvre typhoïde. Il avait éprouvé de la céphalalgie
au début, de l'abattement, de la fièvre, des épistaxis, de la toux
et de la dyspnée. Il y avait de plus à l'admission des symptômes
abdominaux caractéristiques sur lesquels je n'ai pas à insister.

A l'autopsie, nous avons trouvé les plaques de Peyer épaissies, très-saillantes et mamelonnées, sans ulcérations. Les poumons étaient manifestement augmentés de volume et congestionnés. Pendant la vie, l'auscultation de la poitrine avait fait constater : une *faiblesse* prononcée du bruit respiratoire partout en arrière ; encore des *râles sonores* qui occupaient les deux côtés en arrière et la région sous-claviculaire gauche ; encore l'*expiration prolongée* ; encore un *souffle* net et doux *au niveau de la racine des bronches droites.*

Enfin, dans la quatrième observation, il s'agissait d'une femme de la salle Saint-Philippe (n° 15), âgée de 52 ans, et qui succomba à une affection du cœur. Elle accusait des palpitations et des étouffements depuis trois ou quatre mois. Huit jours avant son admission elle avait eu de la fièvre, et lors de son entrée elle offrait une grande prostration et de la toux, suivie d'expectoration de crachats salivaires transparents. Elle succomba six jours après son admission. A l'autopsie, outre des lésions cardiaques anciennes, nous avons trouvé une congestion prononcée au niveau des deux poumons, alors que les signes perçus pendant la vie avaient pu faire croire à une pneumonie ou à une pleuropneumonie. J'avais constaté, en effet, du côté gauche en arrière, un souffle bronchique très-intense, à timbre aigu, mélangé de quelques râles humides, et avec retentissement égophonique de la voix.

Dans ce fait, nous constatons encore le *souffle bronchique*, et de plus des *râles humides* et une *voix égophonique*, qui doivent être rattachés à la congestion du poumon gauche. A l'autopsie, il n'y avait pas, en effet, plus de traces d'un épanchement pleurétique que d'une pneumonie, tandis que la congestion était considérable.

Ces faits, pris au hasard, suffisent amplement, à mon avis, pour donner la preuve que les signes d'auscultation que j'ai attribués à l'hyperémie pulmonaire sont réellement sous sa dépendance. Une autre conséquence à tirer de ces observations, c'est que les signes physiques sont les mêmes dans l'hyperémie pulmonaire, qu'elle soit idiopathique ou symptomatique. Cela n'empêche pas ces deux espèces d'hyperémie de différer notablement par les autres phénomènes et par leur marche différente, ainsi

que je le démontrerai à propos de la congestion pulmonaire non
idiopathique.

## V. — FORMES.

Pour établir les différentes formes d'hyperémie pulmonaire,
on ne saurait se baser sur les divisions et subdivisions théo-
riques établies précédemment par les auteurs. La vieille distinction des congestions pulmonaires en actives et passives, par
exemple, n'a plus sa raison d'être depuis que l'expérimentation
est venue démontrer que l'impulsion exagérée du cœur joue un
rôle très-secondaire dans la production des hyperémies. Pour
l'étude clinique de la congestion dont j'expose les caractères,
l'essentiel est d'ailleurs de signaler les différences de forme qui
peuvent se présenter à l'observation pratique.

Je ne fais que mentionner les formes qui dépendent simplement du siége de la congestion, lorsqu'elle occupe un seul
poumon ou les deux à la fois.

Dans les cas de congestion idiopathique d'un des poumons, condition ordinaire de cette hyperémie, il est probable qu'il y a aussi
un certain degré d'hyperémie concomitante dans le poumon du
côté opposé. On peut avoir remarqué, en effet, que dans certains
des faits sur lesquels j'ai appelé l'attention, on trouvait quelquefois des légers signes d'hyperémie du côté opposé à celui occupé
par la douleur. Mais, qu'il y ait ou non congestion double dans
les faits où elle semble n'occuper qu'un seul côté, il me paraît
utile, pour la clarté de la description, de considérer comme uni-
latérale la congestion pulmonaire dans les cas les plus ordinaires, où la douleur et les autres signes locaux sont limités au
côté droit ou au côté gauche.

En regard de ces faits les plus communs, il s'en rencontre un
certain nombre d'autres dans lesquels la congestion double est
des plus manifestes, par la coexistence des signes de l'hyperémie
des deux côtés à la fois. Je vais avoir tout à l'heure à rapporter
plusieurs observations de ce genre. On verra que, tout en offrant
une grande ressemblance avec les précédentes, elles ont un ca-
chet tout particulier.

La congestion pulmonaire varie non-seulement par son étendue, mais aussi par ses degrés différents d'intensité. Tantôt il y a une forte fièvre, une dyspnée et une anxiété considérables, surtout lorsque l'on observe l'affection vers son début ; tantôt le malade est très-calme en apparence et ne se plaint que d'une douleur de côté plus ou moins vive. Entre ces deux extrêmes se rencontrent des degrés d'intensité très-variables des phénomènes ; mais ce qui les relie entre eux, ce sont les phénomènes de l'invasion, les signes physiques constatés, qui peuvent être les mêmes de part et d'autr , et enfin la diminution rapide ou la disparition des accidents qui constitue une véritable transformation dans l'état du malade du jour au lendemain.

Les deux formes de congestion pulmonaire idiopathique les plus importantes sont celles qui sont fondées sur le caractère de la douleur, qui est tantôt musculaire ou pleurodynique, et tantôt névralgique.

La forme à douleur pleurodynique est celle dont j'ai rapporté jusqu'ici des exemples : je la dénommerai *forme vulgaire.*

La forme à *douleur névralgique*, qui n'a pas été signalée par les auteurs, mérite de nous arrêter comme étant très-intéressante à connaître au point de vue pratique.

Cette forme est moins fréquemment observée que la forme vulgaire. J'en ai recueilli un certain nombre d'observations dont quelques-unes suffiront pour la faire bien connaître.

Dans le travail que j'ai publié en 1851 dans le troisième volume des *Mémoires de la Société médicale d'observation*, j'ai parlé de la névralgie dorso-intercostale aiguë comme s'accompagnant d'une ampliation thoracique passagère due à la congestion pulmonaire.

Obs. XI. — Il s'agissait d'un homme qui avait été pris, en novembre 1851, de frissons, de douleurs du côté gauche de la poitrine, et qui, plusieurs jours après, n'offrait pas la moindre fièvre, en même temps qu'existait une douleur spontanée au niveau du côté gauche de la poitrine avec élancements accidentels, et des foyers névralgiques bien limités, exagérés par la pression du doigt et occupant les points antérieurs, externes et prévertébraux signalés par Valleix, du troisième au douzième des nerfs intercostaux gauches. Il y avait très-peu de toux, avec expectoration de crachats transparents. La respiration était affaiblie partout, et mélangée de râles sibilants disséminés des deux côtés. La poitrine avait un périmètre général de 82 centimètres.

Six jours après, les douleurs avaient complétement disparu sous l'influence des ventouses, et des vésicatoires morphinés. En même temps le bruit respiratoire était devenu naturel, sans aucun râle même par la toux, et le périmètre de la poitrine avait diminué de 6 centimètres. Il n'était plus que de 0,76.

Que, dans cette observation, on remplace la douleur névralgique par celle qui existait dans les faits que j'ai rapportés, et l'on aura ici encore un exemple de congestion pulmonaire analogue à ceux dont il a été déjà question. Il prouve que cette congestion était liée à une névralgie dorso-intercostale aiguë. Mais qu'on ne croie pas que ce soit une exception que cette coïncidence de l'hyperémie du poumon et de la névralgie aiguë : c'est au contraire la règle. Je n'ai pas encore rencontré de névralgie dorso-intercostale aiguë sans une hyperémie pulmonaire concomitante. De là cette forme particulière de la congestion idiopathique que j'ai admise dans mon *Dictionnaire de diagnostic médical* (article *Congestions*).

Je ne suis pas embarrassé d'en rapporter des observations extrêmement probantes. En voici d'abord un exemple remarquable que j'ai recueilli en 1860 à l'hôpital Lariboisière.

Obs. XII. — *Congestion pulmonaire avec douleur névralgique dorso-intercostale; état grave en apparence. Guérison rapide.* — Une domestique, âgée de 21 ans, fut admise, en juin 1860, à l'hôpital Lariboisière, salle Sainte-Élisabeth, n° 21. D'une bonne constitution apparente, cette fille avait toujours été bien portante jusqu'à l'âge de 15 ans. Elle avait alors été prise d'une attaque d'hystérie convulsive, et cet accident ne se renouvela ensuite que deux fois jusqu'à l'âge de 20 ans, époque à laquelle elle éprouva un accès hystérique beaucoup plus fort que les précédents, et provoqué par la mort d'un frère de 4 ans, qui succomba en sa présence. Elle n'avait été réglée qu'à 18 ans, mais elle l'était régulièrement depuis la première apparition des règles.

Dans la nuit du 19 au 20 juin, elle avait été prise tout à coup d'une douleur vive dans le côté gauche de la poitrine, avec vomissement et oppression considérable. Le lendemain 21, la douleur et l'oppression persistant, il lui fut impossible de reprendre ses occupations, et elle entra ce jour-là à Lariboisière.

Je la vois à la visite du lendemain, le 22 juin, trente-six heures environ après le début. Son pouls est seulement à 84 ; mais la peau est chaude, le teint animé, et il existe de l'anxiété avec une respiration fréquente (à 30), laborieuse, s'effectuant principalement au niveau des côtes supérieures, et s'accompagnant d'expiration comme *toussée*. La dyspnée et la douleur dont la poitrine est le siége sont les causes principales de la souffrance anxieuse qu'exprime la physionomie de la malade. Il n'y a d'ailleurs ni toux, ni crachats. L'anorexie est complète.

Cette malade accuse une douleur vive avec élancements au niveau de la base gauche de la poitrine en dehors. La pression y détermine une aggravation de la douleur, au niveau de plusieurs espaces intercostaux voisins, dans des points limités. La pression détermine aussi une douleur très-vive immédiatement à gauche de la ligne blanche épigastrique, dans une zone de 5 à 6 centimètres de hauteur sur 2 centimètres environ de largeur, sans rien de semblable à droite de la ligne blanche. Il existe en outre des foyers douloureux correspondants contre l'épine vertébrale à gauche.

La poitrine était bien conformée : elle donnait à la percussion une sonorité tympanique en arrière aux deux bases. L'auscultation faisait entendre, en arrière, un bruit respiratoire plus fort à gauche (côté des douleurs) que du côté droit, sans aucun bruit anormal, tandis qu'en avant il existait dans la moitié supérieure de la poitrine des deux côtés, et même au niveau du sternum, des râles sonores pendant l'inspiration et l'expiration. Le retentissement thoracique de la voix était partout normal. Le cyrtomètre fut appliqué sans augmenter la gêne de la respiration éprouvée par la malade. Le périmètre était de 63 centimètres et demi (fig. 6, tracé *a*). — Sol. gem. ; ventouses scarifiées pour 100 grammes de sang ; diète.

Fig. 6.

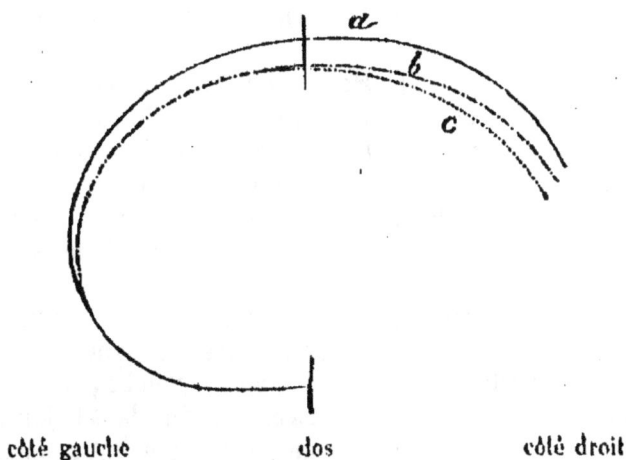

côté gauche   dos   côté droit

Le lendemain, 23 juin, quatrième jour de la maladie, la physionomie est calme, naturelle ; l'état anxieux a disparu, ainsi que la dyspnée. La respiration est naturelle, à 18 au lieu de 30, et le pouls à 80, sans chaleur de la peau. La douleur elle-même a complétement disparu. Cette transformation a eu lieu dès la veille, après l'application des ventouses, et le sommeil a été très-bon la nuit. La malade se dit guérie.

La poitrine ne présente d'anormal, à l'exploration, que le tympanisme constaté à la percussion des deux bases en arrière. La pression ne retrouve plus les foyers douloureux ; il n'y a plus de râles sonores en aucun point, et le bruit respiratoire est normal et égal des deux côtés. Le cyrtomètre fait constater un périmètre de 61 centimètres au lieu de 63 et demi ; et à cette diminution de 2 centimètres et demi du contour de la poitrine se joint une rétrocession du diamètre antéro-postérieur de plus d'un centimètre (fig. 6, de *a* en *b*). La malade a de l'appétit. — Potages et bouillon.

Le 24, le même état satisfaisant existant, le pouls étant tombé à 64, j'augmente les aliments. Le tympanisme des deux bases a lui-même disparu. Une nouvelle rétrocession s'est opérée dans la poitrine (fig. 6, de *b* en *c*).

La sortie a lieu le 27 juin, la malade continuant à se trouver dans le même état de guérison.

Cette observation, que j'ai fait connaître à ma clinique de 1863, est un exemple bien probant de la congestion pulmonaire idiopathique à douleur névralgique, et de la rapidité avec laquelle l'affection, même lorsqu'elle est en apparence grave, peut céder à un traitement approprié. Voici une observation dans laquelle on trouve la sonorité tympanique et la faiblesse du bruit respiratoire comme signes de cette forme de congestion pulmonaire.

Obs. XIII. — *Congestion pulmonaire à forme névralgique.* — Un jeune homme, âgé de 17 ans, imprimeur, est admis, le 10 décembre 1863, à l'hôpital Cochin, salle Saint-Jean, n° 16. Il a une constitution au-dessous de la moyenne, des muscles peu développés, mais un bon teint. Sa santé habituelle est satisfaisante ; il se rappelle seulement que, vers l'âge de 7 ans, il a eu une affection thoracique avec douleur de côté, qui a eu trois semaines de durée.

Le 15 décembre, quatre jours avant l'admission, il a eu un accès de fièvre précédé de frissons. Cette fièvre a cessé pendant la nuit, et le 16 au matin le malade a ressenti dans le côté gauche, au niveau des fausses côtes, une douleur vive qui s'est étendue dans la journée vers les lombes et la paroi abdominale antérieure. Cet état a persisté avec la même intensité ; il s'y est joint un peu d'oppression.

Le 19 décembre, apyrexie complète, appétit conservé, peu de sommeil, gêne très-légère de la respiration. La douleur de la poitrine occupe le côté gauche, où existent les foyers moyen et postérieur d'une névralgie dorso-intercostale, au niveau du septième espace intercostal. Plus bas on trouve aussi à la palpation les foyers d'une névralgie lombo-abdominale du même côté.

En avant de la poitrine, on ne constate rien d'anormal à la percussion ou à l'auscultation. Mais en arrière on trouve une exagération manifeste de la sonorité à la partie moyenne et externe du côté gauche, ainsi qu'à la base du côté droit. Des deux côtés le bruit de la respiration est affaibli (surtout à gauche), et il existe des râles sonores, principalement dans l'inspiration, disséminés partout en arrière. — Six ventouses scarifiées.

Le lendemain 20, la douleur de côté a diminué. Tout est revenu à l'état normal du côté droit de la poitrine. A gauche, la respiration est encore faible et on entend quelques râles sibilants devenus plus rares.

Deux jours après il n'y a plus de douleur. La sonorité est naturelle des deux côtés, et la respiration est devenue pure et égale partout.

Le malade sort de l'hôpital le 25 décembre.

Les faits suivants sont des congestions pulmonaires de même forme que les trois précédentes, avec des signes d'hyperémie qui ne se trouvent pas dans ces trois observations, mais qui se sont rencontrés dans les faits de congestion vulgaire que j'ai rappelés précédemment.

Obs. XIV. — *Congestion pulmonaire avec névralgie dorso-intercostale très-aiguë.* — Au n° 5 de la salle Saint-Philippe fut admise à Cochin, le 28 mars 1864, une jeune fille âgée de 16 ans. Elle présentait des signes de chloro-anémie, mais elle venait réclamer des soins pour une affection aiguë qui avait débuté brusquement la veille au soir. Elle avait été prise, en effet, de frissons, puis de chaleur fébrile avec des douleurs thoraciques très-vives du côté gauche.

A son admission, fièvre à peu près nulle, anxiété prononcée et immobilité dans le décubitus sur le dos, dans la crainte de réveiller les douleurs qui sont très-vives, avec des élancements, et qui augmentent par les mouvements, par les inspirations, et surtout par la pression des foyers de douleurs névralgiques dorso-intercostales. Ces foyers se trouvent à gauche, dans le voisinage de l'épine vertébrale du quatrième au huitième espace intercostal, en dehors dans les points correspondants, et en avant à gauche de la ligne blanche épigastrique. Il y a absence absolue de toux et d'expectoration.

La percussion ne fournit aucun signe particulier ; l'auscultation au

contraire fait constater partout des deux côtés une faiblesse du brui.
respiratoire qui est moins prononcée sous les clavicules qu'ailleurs.
De plus il existe un souffle pur assez intense surtout dans l'expiration,
limité à un petit espace au niveau de la racine du poumon gauche,
—Ipéca, 2 grammes ; ventouses sèches du côté gauche de la poitrine.

Peu de jours après, la faiblesse respiratoire et le souffle localisé
en arrière à gauche avaient complétement disparu, seulement il persistait un reste de douleurs légères du côté gauche.

Il y a à noter dans cette observation, en outre de la faiblesse
du bruit respiratoire, un souffle à la racine du poumon gauche,
comme dans des observations précédemment rapportées. L'absence de toux et d'expectoration doit faire exclure l'existence
de toute affection intra-pulmonaire autre que l'hyperémie. Les
signes physiques sont plus nombreux dans l'observation qui suit.

Obs. XV. — *Congestion pulmonaire à forme névralgique, signes nombreux d'hyperémie.* —Un homme âgé de 28 ans, domestique, est admis
à l'hôpital Lariboisière le 1er mai 1856. Il a une taille élevée et une
forte constitution. Il a fait des excès de tous genres il y a quelques
années ; mais ces excès n'ont point altéré sa santé, qui est habituellement bonne. Il a trois frères et deux sœurs bien portants ; le père
jouit aussi d'une bonne santé, sa mère est morte d'une affection thoracique qui ne peut être déterminée.

Occupé depuis trois mois à faire des glaces dans un café, il a éprouvé,
vers le milieu du mois d'avril, il y a quinze jours, des douleurs vagues des deux côtés de la poitrine ; ces douleurs persistaient encore à
la fin du mois lorsque, le 30 avril, à la suite d'un refroidissement, il
ressentit un frisson violent et prolongé avec une douleur du côté
gauche de la poitrine, douleur augmentant par les grandes inspirations et par la toux. Il entra dès le lendemain à l'hôpital, où il vint à
pied, malgré l'abattement assez grand qu'il éprouvait. L'interne du
service lui fit administrer un vomitif (ipéca, 1 gr. 50, et tartro stibié,
0,05), qui fut suivi de deux vomissements et de douze selles.

Je vois le malade le jour suivant, 2 mai. Il est abattu, quoique le
pouls ne soit qu'à 80 et que la chaleur de la peau soit peu élevée. La
douleur du côté gauche de la poitrine a le caractère névralgique et
présente deux foyers distincts à la pression, en arrière à gauche de
l'épine au niveau du sixième espace intercostal, et en avant à l'épigastre, immédiatement à gauche de la ligne blanche. Il n'y a pas de
dyspnée, la toux est rare ; un seul crachat muqueux dans le crachoir
depuis la veille.

La poitrine présente une dépression de la partie inférieure du sternum. En avant le son obtenu par la percussion est très-clair partout,

tandis qu'en arrière il existe un peu moins de son à la base gauche qu'à droite. Le bruit respiratoire, vésiculaire partout des deux côtés, est parfaitement naturel dans tout le côté droit. Mais du côté gauche il présente comme particularité d'être moins fort à la base de ce côté en arrière, et de s'accompagner au-dessus d'expiration prolongée, de même qu'en avant, sous la clavicule correspondante. La voix est moins retentissante à gauche que du côté droit.—Gom. suc.; 10 vent. scarif. à gauche; diète.

Le périmètre de la poitrine est de 81 centimètres pour les deux côtés.

Le 3 mai, le pouls est descendu à 48, appétit; le malade se trouve mieux. Il n'y a ni dyspnée, ni expectoration, à peine de la toux. Les ventouses ont fourni plus de 100 grammes de sang. L'état local est à peu près le même que la veille; cependant la submatité a disparu en arrière à gauche, où la respiration est seulement plus faible de haut en bas. La sonorité exagérée des deux côtés en avant et l'expiration prolongée sous la clavicule gauche persistent. Le périmètre thoracique a diminué de 2 centimètres (79 au lieu de 81), et le diamètre vertébro-mammaire gauche d'un centimètre—Gom. suc.; jul. diac., bouill. et potages.

Même état le 4 mai; mais du 5 au 7, jour de la sortie, on constate une guérison complète : il n'y a plus ni douleur, ni toux, et il ne reste des signes locaux qu'une exagération du son de percussion en avant des deux côtés, et en arrière un peu d'expiration prolongée au sommet du côté gauche. Il y a en même temps une nouvelle diminution du diamètre thoracique antéro-postérieur.

En rapprochant ce fait des quatre précédents, il est facile de voir qu'ils caractérisent en réalité une forme particulière de l'hyperémie pulmonaire par les caractères franchement névralgiques de la douleur thoracique. Ces observations ont d'ailleurs la plus grande analogie avec celles de congestion idiopathique vulgaire qui ont été précédemment exposées. Dans les unes comme dans les autres, il y a la même invasion rapide, les mêmes phénomènes du début, la même marche spéciale à ce genre de congestion, et enfin les mêmes signes physiques.

Ces signes ont été, en effet, dans leur ordre de fréquence :

1° Pour la percussion : le tympanisme thoracique, et la submatité;

2° Pour l'auscultation : l'expiration prolongée; la respiration affaiblie, le bruit respiratoire sibilant ou ronflant; la respiration exagérée d'intensité, et enfin le souffle passager à la racine du poumon. Il y a manqué seulement les râles sous-crépitants, que j'ai d'ailleurs constatés dans d'autres observations.

Malgré les points nombreux de ressemblance entre les deux formes principales d'hyperémie idiopathique des poumons que j'ai établies, il a existé chez les malades atteints de congestion à forme névralgique deux particularités dignes d'être remarquées.

D'abord l'hyperémie, tout en semblant se concentrer du côté de la douleur, s'est manifestée *des deux côtés de la poitrine* par des signes probants chez tous les sujets.

C'est assurément un caractère intéressant à noter que cette étendue en apparence plus grande de l'hyperémie à forme névralgique. Par contre la forme vulgaire paraît comprendre de préférence des congestions de moindre étendue ou unilatérales. Les deux formes ne paraissent pas cependant différer sensiblement quant au degré d'engorgement sanguin du poumon. C'est ce qui résulte des données fournies par la mensuration ; elles ne révèlent pas une rétrocession de la poitrine plus considérable dans l'une des formes que dans l'autre. Je dois cependant faire observer que la rétrocession la plus considérable que j'ai notée est celle qu'a présentée le sujet de l'observation 11, qui était atteint d'hyperémie avec douleur névralgique : le périmètre de sa poitrine a diminué de 6 centimètres en vingt-quatre heures, ce qui démontrait une ampliation préalable considérable.

La seconde particularité que j'ai à signaler dans les hyperémies à forme névralgigique est la prédominance de la congestion au niveau du poumon gauche. Il en a été ainsi chez les cinq malades dont j'ai rapporté les observations. Quoiqu'il y ait des exceptions en faveur du poumon droit parmi les autres faits que j'ai observés, la prédominance à gauche a été la règle.

Je passe maintenant à une question capitale de l'étude de la congestion pulmonaire idiopathique, celle de son diagnostic.

## VI. — DIAGNOSTIC.

Si jusqu'à présent on a confondu la congestion pulmonaire idiopathique avec d'autres maladies aiguës, il est évident que le diagnostic différentiel offrait de très-grandes difficultés dans l'état où se trouvait la science, et que, sans la révélation qu'en

a faite la mensuration de la poitrine, on aurait pu laisser longtemps encore cette affection comme noyée dans la description de
maladies aiguës bien différentes, mais qui ont pour caractère
commun une douleur thoracique plus ou moins vive.

Maintenant que les signes et la marche de l'hyperémie pulmonaire, considérée comme maladie à part, nous sont connus,
il est facile de voir à quoi tenait la confusion que je viens de
rappeler. Cette confusion était due aux degrés variables de l'affection, à ses formes différentes et aussi à la prédominance de
certains symptômes qu'on rapporte habituellement à d'autres
états pathologiques.

Que l'on veuille bien se rappeler ce que j'ai dit précédemment
de la diversité des phénomènes fonctionnels et des signes physiques, s'isolant ou se groupant en plus ou moins grand nombre
pour chaque malade. Cela expliquera comment il peut y avoir
une diversité très-grande dans les manifestations de la congestion pulmonaire idiopathique. Or ces manifestations, différentes
suivant leur simplicité ou leur état complexe, font ressembler
l'affection à la pleurodynie, à la névralgie doso-intercostale
aiguë dite simple, à la bronchite, à la pneumonie et même à la
pleurésie. On peut dire en un mot que la congestion pulmonaire
peut simuler toutes les affections aiguës du poumon, comme la
congestion cérébrale peut simuler les affections aiguës du cerveau.

En traitant du diagnostic différentiel de l'hyperémie pulmonaire idiopathique, je vais discuter tous le points importants
du diagnostic.

Je dois d'abord établir la différence qui existe entre la congestion pulmonaire idiopathique et la pleurodynie.

Il ne faut pas chercher de caractères distinctifs dans la douleur
thoracique qui existe dans les deux maladies. Celle de la congestion pulmonaire, comme on a pu le voir, est absolument semblable à la douleur de la pleurodynie telle qu'on l'a décrite, si
toutefois on excepte les hyperémies pulmonaires à forme névralgique. Dans la congestion vulgaire et dans la pleurodynie, en effet,
il y a une douleur spontanée, le plus ordinairement sous-mammaire, augmentant par les grandes inspirations, par les secousses
de toux, et parfois par les mouvements du tronc. Mais pour bien

apprécier les faits, il faut se pénétrer d'abord de ce principe que, dans la vraie pleurodynie, la douleur musculaire est toute la maladie, comme dans le lombago, tandis que dans la congestion pulmonaire, il se joint à cette douleur toujours des phénomènes particuliers et des signes d'auscultation, parfois aussi de percussion, qui la distinguent de la pleurodynie proprement dite.

Cette distinction, que l'on pourrait considérer à première vue comme arbitraire, me paraît parfaitement justifiée par cette considération majeure, à mon avis, que dans la pleurodynie, la capacité thoracique ne varie ni dans son périmètre ni dans ses diamètres, tandis que la congestion pulmonaire se traduit par une ampliation de la poitrine liée à l'existence des signes stéthoscopiques et de percussion que j'ai indiqués, et qui disparaît avec eux. C'est à l'aide de cette donnée de la mensuration que j'ai pu distinguer la vraie pleurodynie de la congestion pulmonaire.

Ainsi, il y a congestion pulmonaire idiopathique toutes les fois qu'à la douleur thoracique pleurodynique en apparence se joignent les signes dont je viens de parler. Il y a simple pleurodynie lorsque ces signes font défaut. Le contraste entre les deux affections est frappant lorsque l'on compare la pleurodynie si simple, toujours la même dans sa simplicité, avec les congestions dont j'ai rapporté ou dont j'ai encore à exposer les observations.

On peut résumer ainsi les différences fondamentales qui distinguent les deux affections.

| *Pleurodynie proprement dite.* | *Congestion pulmon. idiopathique.* |
|---|---|
| Pas de fièvre ni de phénomènes généraux. | Fièvre éphémère au début, état général quelquefois grave en apparence. |
| Jamais de toux ni d'expectoration. | Quelquefois de la toux et des crachats transparents, rarement sanguinolents. |
| Douleur thoracique étant le symptôme unique de la maladie. | Douleur analogue à celle de la pleurodynie, mais pouvant être névralgique ; toujours accompagnée d'autres signes. |
| Aucun signe par la percussion, par l'auscultation ou la mensuration. | Signes nombreux fournis par l'auscultation, la percussion et la mensuration. |

Mais la question du diagnostic différentiel de la pleurodynie ne serait pas aussi simple si l'on en croyait Gaudet et quelques-uns des auteurs qui l'ont suivi. Il faudrait en effet, suivant eux, considérer comme des pleurodynies graves les maladies d'abord caractérisées par une douleur des parois thoraciques avec agitation fébrile, et se compliquant ensuite de bronchite, de pneumonie, de pleurésie et même de péricardite. Il doit, ce me semble, paraître maintenant bien évident qu'il ne s'agit pas en pareils cas de pleurodynies compliquées, mais de congestions pulmonaires, ou bien de bronchites, de pneumonies, de pleurésies ou de péricardites, dans lesquelles on a attribué une importance trop exclusive à la douleur thoracique du début. On voit qu'en admettant la congestion pulmonaire dans le cadre des maladies aiguës thoraciques, on simplifie et on régularise le diagnostic si confus de la pleurodynie, en la limitant à sa véritable place, et en la dépouillant de l'importance factice qu'on lui a donnée (1).

Dois-je discuter le diagnostic différentiel de la congestion pulmonaire idiopathique et de la congestion ou hyperémie des bronches? Faut-il, en d'autres termes, faire, comme M. Monneret, deux affections différentes de l'hyperémie des conduits bronchiques et de l'hyperémie des vésicules pulmonaires? Cela me paraît de peu d'importance, car il ne saurait s'agir, dans cette comparaison, que de l'hyperémie des grosses bronches, affection légère qui a été jusqu'à présent comprise dans la description de la trachéite. Quant à l'hyperémie des bronches profondes, à partir des rameaux privés de fibro-cartilages, l'engorgement sanguin ne saurait y exister isolément de l'hyperémie pulmonaire.

On conçoit en effet que l'hyperémie s'isole dans la muqueuse respiratoire au niveau des fosses nasales, du larynx, de la trachée ou des premières divisions des bronches. Dans ces différentes cavités, la muqueuse repose sur des parois osseuses ou fibro-cartilagineuses qu'elle tapisse et qui limitent forcément la congestion dans cette muqueuse et dans le tissu conjonctif

_____

(1) Voyez la leçon clinique *sur la vraie pleurodynie* que j'ai publiée dans *l'Union médicale* (2 septembre 1866).

sous-jacent. Mais les subdivisions et les terminaisons bronchiques intra-pulmonaires sont dans une tout autre condition : elles plongent, en se subdivisant à l'infini, dans la trame cellulo-vasculaire du poumon, et il ne peut y avoir hyperémie sans qu'elle soit commune à la muqueuse des bronches et au parenchyme pulmonaire.

Je ne crois pas qu'ici l'on puisse s'appuyer sur le fait de la double circulation dont le poumon est le siége pour soutenir l'existence indépendante de ces deux hyperémies. Ce serait donc une subtilité scolastique inutile que de faire deux états pathologiques distincts de la congestion bronchique et de la congestion pulmonaire, et ce ne serait pas faire chose nouvelle que de décrire sous le couvert de l'hyperémie bronchique la congestion pulmonaire déjà connue.

Quant au diagnostic différentiel de la congestion pulmonaire idiopathique et de la bronchite aiguë, il soulève une question très-intéressante.

D'abord la bronchite franche aiguë occupe une part beaucoup trop large dans la nosologie aux dépens de la congestion pulmonaire, avec laquelle elle est trop souvent confondue. A-t-on affaire à une affection aiguë des organes respiratoires? En dehors de la pleurodynie, de la pneumonie ou de la pleurésie, on se rejette habituellement par exclusion sur la bronchite, toujours la bronchite. On a même insisté sur ce diagnostic par exclusion comme simplifiant beaucoup l'étude des maladies respiratoires (1).

Il ne faut pas oublier que la seule manière de bien étudier la bronchite, c'est d'en élaguer les faits de congestion pulmonaire idiopathique d'abord. Ensuite il faut considérer à part la bronchite franche, qui est toujours accompagnée d'hyperémie pulmonaire, et enfin les états hybrides intermédiaires dans lesquels la bronchite peut paraître douteuse, mais où la congestion est dominante.

Je reviendrai en temps et lieu sur ces importantes distinctions cliniques, nécessaires à établir pour bien comprendre l'étude des maladies aiguës des organes respiratoires chez l'adulte.

_____

(1) *Manuel de percussion et d'auscultation*, par Andry, 1811.

Chez l'enfant, ces distinctions paraissent être très-difficiles ou impossibles, puisque MM. Barthez et Rilliet, malgré leurs savantes études cliniques et leur profonde expérience, ont dû englober toutes les maladies aiguës intra-pulmonaires autres que la pneumonie inflammatoire franche et la pleurésie, sous le seul titre de *Maladies catarrhales des organes respiratoires.*

Pour le moment je me contente d'exposer les différences de deux types bien distincts : la congestion-maladie et la bronchite.

Ce sont principalement les congestions pulmonaires symptomatiques qui sont fréquemment confondues avec la véritable bronchite.

Quant à la congestion idiopathique dont j'ai indiqué les vrais caractères, comme elle est toujours accompagnée d'une douleur de poitrine, elle ne saurait être confondue à la rigueur qu'avec les bronchites avec douleur thoracique. Or, dans la bronchite aiguë franche, il est rare que la douleur, lorsqu'elle existe, soit très-accusée. Mais qu'il y ait ou non douleur dans la bronchite, on trouve comme caractères principaux de cette affection la persistance prolongée des phénomènes, malgré le traitement de la congestion, et principalement la permanence des signes physiques qui sont communs aux deux maladies, tels que les râles sonores et humides. De plus, dans la bronchite vraie, le siége de prédilection des râles humides est à la base des deux côtés de la poitrine, en arrière, la toux est fréquente, et accompagnée de crachats muco-purulents, tandis que la toux est rare ou nulle dans la congestion, et que les crachats sont simplement muqueux. Un tableau comparatif des caractères des deux affections en fera mieux saisir les différences.

| *Congestion pulmon. idiopathique.* | *Bronchite aiguë franche.* |
|---|---|
| Fièvre éphémère. | Fièvre plus persistante. |
| Douleur thoracique ordinairement vive, localisée, préoccupant surtout le malade. | Douleur nulle ou légère, habituellement vague. |
| Toux nulle ou insignifiante. | Toux fréquente, préoccupant souvent le malade. |
| Crachats nuls ou muqueux, transparents. | Crachats muco-purulents, opaques. |

| | |
|---|---|
| Souvent aucuns râles humides; lorsqu'ils existent, ils sont passagers et mobiles comme les autres signes. | Râles humides persistants à la base des deux poumons en arrière ; autres signes physiques également plus résistants. |
| Marche très-rapide, cessation du jour au lendemain par un traitement approprié; aucune suite appréciable. | Marche moins rapide quel que soit le traitement ; diminution graduelle ; la maladie peut passer à l'état chronique. |

On ne doit pas oublier que l'hyperémie du poumon accompagne toutes les maladies aiguës intra-pulmonaires, et que par conséquent on doit la constater en compagnie de la bronchite aiguë. J'ai trouvé même dans mes recherches que la bronchite était l'affection de ce genre qui s'accompagnait de la congestion des poumons la plus forte. Qu'on ne soit donc pas étonné de rencontrer leurs signes réunis.

Pour terminer ce que j'ai à dire du diagnostic de l'hyperémie pulmonaire et de la bronchite, je ferai remarquer qu'on ne saurait qualifier de bronchites les congestions pulmonaires idiopathiques qui s'accompagnent de râles sonores sans toux ni expectoration, ou bien de râles sous-crépitants non persistants, alors que les crachats sont transparents, sans exsudat purulent.

A propos de ces crachats, j'ai à signaler une particularité qui a son importance. Il arrive quelquefois qu'au dehors de la masse plus ou moins considérable de crachats transparents, on voit surnager deux ou trois crachats opaques et épais. Ce ne sont pas des crachats de bronchite; ils ne seraient pas ainsi isolés et en aussi petit nombre. Ce sont, je crois, des produits de la muqueuse des voies respiratoires supérieures, en dehors du poumon, étrangers par conséquent à l'inflammation de la muqueuse qui constituerait profondément la bronchite.

Le diagnostic différentiel de la congestion pulmonaire idiopathique et de la pneumonie mérite une attention toute particulière; d'autant mieux que la question est loin d'avoir été résolue par les recherches anatomo-pathologiques, quoique ces recherches aient été nombreuses et patiemment poursuivies.

Les études cliniques permettent heureusement de résoudre cette question difficile. C'est un résultat important, car on rencontre très-fréquemment dans la pratique des exemples de congestions pulmonaires simulant des pneumonies vraies, par l'existence du point de côté, de la matité thoracique, du souffle et des râles crépitants. J'en ai pour mon compte recueilli d'assez nombreux exemples.

Il ne s'agit nullement ici des pneumonies caractérisées par des crachats visqueux, adhérents, et diversement colorés par du sang, qui ont été si bien décrits, et dont je n'ai pas besoin par conséquent de préciser davantage les caractères. Ces crachats sont, en effet, le signe le plus caractéristique de l'inflammation du tissu pulmonaire. Les pneumonies de ce genre sont ici hors de cause au point de vue du diagnostic. L'hyperémie idiopathique, il est vrai, s'accompagne quelquefois d'expectoration sanglante, et ces crachats pourraient en imposer au premier abord pour des crachats de pneumonie. Mais la confusion est impossible si l'on tient compte du défaut de viscosité des crachats de la congestion, et du simple mélange de sang au mucus par stries ou par plaques, tandis que, dans les crachats pneumoniques, le sang est intimement mélangé aux produits de l'expectoration.

Mais, comme la pneumonie ne s'accompagne pas toujours de ces crachats caractéristiques, et que, d'un autre côté, la congestion s'accompagne rarement de crachats sanglants, il faut chercher ailleurs les éléments du diagnostic différentiel. Voyons d'abord quelle est la valeur du souffle bronchique et des râles crépitants, ces deux signes dits fondamentaux de la pneumonie.

Le souffle bronchique a été considéré en général d'une manière trop absolue comme un signe d'hépatisation pulmonaire dans les maladies aiguës des organes respiratoires. Il s'en faut qu'il en soit toujours ainsi. Plusieurs observateurs ont déjà fait cette remarque sans pourtant avoir fait à la congestion la part qui lui revient.

D'abord, lorsque la respiration soufflante est le seul phénomène d'auscultation observé au début de la maladie, avec la fièvre et la douleur thoracique, et qu'il n'y a ni toux ni expectoration, comme cela arrive fréquemment dans la congestion idiopathique du poumon, on n'a pas à songer à l'existence actuelle d'une pneumonie. L'absence de bronchophonie au niveau du souffle bronchique, et le défaut d'exagération des vibrations thoraciques du côté affecté, viennent en pareils cas lever tous les doutes en faveur d'une hyperémie pulmonaire.

J'ai dit que j'avais toujours trouvé le souffle localisé en arrière dans la congestion idiopathique du poumon. Lors donc que l'on trouve une respiration bronchique en avant, il faut plutôt songer à une pneumonie. Cela ne veut pas dire, bien entendu, que tout souffle localisé en arrière doive être considéré comme un signe de congestion. Mais, lorsque ce souffle occupe le voisinage de la colonne vertébrale, au niveau de la racine des bronches du côté où siège la douleur, et qu'il n'existe pas dans d'autres points du même poumon des signes évidents d'hépatisation pulmonaire, ni une expectoration de crachats caractéristiques de la pneumonie, il faut considérer ce souffle occupant un siège spécial et localisé, comme un signe de simple congestion, c'est-à-dire de simple engorgement sanguin du poumon. Si ce souffle est doux, sans rudesse, comme c'est l'ordinaire, et s'il disparaît très-rapidement sous l'influence du traitement, le diagnostic se trouve entièrement justifié.

Quand le souffle est vraiment dû à la pneumonie, il est ordinairement plus dur, d'un timbre métallique; il est plus ou moins persistant et ne disparaît pas du jour au lendemain comme dans la congestion pulmonaire idiopathique.

Il en est des râles humides, plus ou moins crépitants, comme du souffle : ils se rencontrent dans la congestion aussi bien que dans la pneumonie. Ils peuvent même avoir des caractères identiques de part et d'autre. Mais les râles de l'hyperémie sont passagers, plus disséminés, et disparaissent d'un jour à l'autre avec les autres signes de la congestion. Dans la pneumonie, au contraire, les râles sont persistants comme le souffle tubaire, et ils ne disparaissent pas rapidement. On a décrit des pneumonies mobiles, passant alternativement d'un poumon à l'autre dans les vingt-quatre heures; ce n'étaient évidemment que des congestions du poumon qui simulaient son inflammation.

Si, au lieu de discuter la valeur des principaux signes de la pneumonie, que l'on retrouve dans certains cas de congestion pulmonaire, on tient compte des faits dans leur ensemble, il faut avouer qu'on rencontre parfois des hyperémies dans lesquelles on croit voir au premier abord des pneumonies. C'est ce qui est arrivé pour la femme de la salle Sainte-Marie, qui fait le sujet de ma 8e observation. Mais la rapidité de la marche de l'affection et sa courte durée viennent bientôt lever tous les doutes et faire reconnaître la congestion.

Dans la pneumonie, en effet, les phénomènes morbides qui sont sous la dépendance médiate ou immédiate d'un exsudat inflammatoire dans la trame du tissu pulmonaire, ou dans les cavités bronchiques, ne peuvent disparaître du jour au lendemain, comme les phénomènes liés à un simple engorgement sanguin. Aussi s'explique-t-on très-bien, par la confusion de l'hyperémie et de la pneumonie, qu'on ait pris la première pour une véritable inflammation, et que l'on ait cru de très-bonne foi avoir arrêté brusquement des pneumonies dans leur marche, par un traitement énergique.

Il me paraît superflu de rapporter de nouvelles observations comme exemples de congestions pulmonaires simulant des pneumonies ; il me suffit de renvoyer le lecteur aux observations 7 et 8 qui précèdent.

On m'objectera peut-être qu'en pareil cas, il s'agit bien réellement d'une inflammation pulmonaire, mais caractérisée anatomiquement par de l'engouement sans hépatisation. Mais qu'est-ce que l'engouement sans exsudat interstitiel du tissu pulmonaire et sans exsudat dans les cavités aériennes, sinon une simple congestion ?

Lorsque je traiterai des congestions pulmonaires dans les maladies, j'aurai à revenir sur la question de l'hyperémie pulmonaire comparée à la pneumonie, à propos de la congestion qui accompagne constamment l'hépatisation pulmonaire, soit dans une partie non hépatisée du poumon en dehors de cette hépatisation, soit dans le poumon du côté opposé.

Voici le résumé des caractères différentiels de l'hyperémie pulmonaire idiopathique et de la pneumonie franche ; il n'y est pas question de la douleur, qui a les mêmes caractères de part et d'autre.

| Congestion pulmonaire simple. | Pneumonie franche. |
|---|---|
| Fièvre éphémère. | Fièvre persistante. |
| Toux nulle ou rare. | Toux fréquente. |
| Crachats nuls ou transparents, non adhérents, maculés quelquefois de sang rouge non mélangé intimement avec eux. | Crachats visqueux adhérents, diversement colorés par le sang qui y est intimement combiné. |
| Matité, souffle et râles crépitants (lorsque ces râles existent) disparaissant souvent du jour au lendemain ; pas de bronchophonie ; pas de vibrations thoraciques très-exagérées. | Matité, souffle et râles crépitants persistants, quelquefois même pendant la convalescence ; bronchophonie manifeste avec exagération des vibrations thoraciques. |
| Guérison très-rapide. | Guérison graduelle. |

Non-seulement la congestion pulmonaire idiopathique peut ressembler à la pleurodynie, à la bronchite ou à la pneumonie aiguës, mais encore à la pleurésie.

Dans les aspects si différents que cette hyperémie affecte, il en est un qui pourrait souvent en imposer pour la pleurésie : c'est lorsque la congestion est caractérisée par de la matité et par une faiblesse extrême du bruit respiratoire, jointes à la douleur de côté. Si j'ajoute que deux fois j'ai entendu une voix égophonique manifeste au niveau de poumons qui n'étaient certainement qu'hyperémiés, ainsi que le démontra l'autopsie, on concevra facilement comment la méprise pourrait avoir lieu. Je dois me hâter d'ajouter que l'erreur ne serait pas, en pareil cas, de longue durée, et qu'il suffirait encore, en pareille circonstance, de voir se modifier profondément ou disparaître en vingt-quatre heures l'ensemble de ces phénomènes pour que la supposition de l'épanchement pleurétique soit mise de côté.

Cette preuve de l'existence de la congestion pulmonaire par le fait de la disparition rapide des signes observés, sur laquelle j'ai plusieurs fois insisté déjà, suffit au diagnostic différentiel de l'hyperémie pulmonaire idiopathique et de la pleurésie. Il serait donc inutile de chercher dans des subtilités de percussion, telles que la sensation de résistance sous le doigt qui percute, des éléments de diagnostic ; ces données sont trop secondaires pour avoir une utilité pratique immédiate. Il en serait de même de l'application de la main pendant la phonation ; ce moyen d'exploration ne fournirait ici que des renseignements douteux.

Ces données diagnostiques relatives à la pleurésie, comparées à la congestion pulmonaire idiopathique, sont tellement simples qu'il me paraît inutile de les mettre en présence dans un tableau comparatif, comme je l'ai fait pour la pleurodynie, la bronchite et la pneumonie.

Il reste encore une affection du thorax qui, quoique s'accompagnant de douleur, ne doit pas m'occuper à propos du diagnostic ; je veux parler de la *névralgie dorso-intercostale aiguë*, qu'il n'est pas nécessaire de distinguer de l'hyperémie pulmonaire. Elle en caractérise en effet une simple variété, comme je l'ai démontré à propos des formes de cette hyperémie, en en rapportant plusieurs observations (obs. 11 à 15). C'est un point intéressant de pathologie qui a été révélé par mes recherches particulières.

Des expériences de M. Claude Bernard et d'autres physiologistes ont démontré que la congestion pouvait être un effet réflexe ; ces expériences ont servi de base à un mémoire important de M. Cahen (*Archives gén. de méd.*, 1863, t. II), qui a démontré la connexion de l'hyperémie et des névralgies. Il a fait voir que cette connexion existait dans les névralgies de la face et de l'utérus, mais il n'a pas consacré d'article à la névralgie dorso-intercostale, rappelant seulement que, dans l'angine de poitrine, la congestion pulmonaire a été signalée par les auteurs comme lésion cadavérique. Il ignorait que l'observation clinique m'avait conduit à professer depuis 1854 que la congestion pulmonaire est constamment liée à l'existence de la névralgie dorso-intercostale aiguë, et que cette connexion peut se reconnaître facilement pendant la vie. Il aurait pu en effet tirer parti, dans son travail, de cette preuve fournie par l'observation clinique à l'appui de la thèse qu'il a défendue avec raison. J'aurai du reste à revenir tout à l'heure sur ce sujet en discutant la nature de la congestion pulmonaire idiopathique.

## VII. — Complications.

De tout temps on a considéré l'hémoptysie et l'apoplexie pulmonaire comme étant intimement liées à l'hyperémie préalable du poumon. J'ai rappelé que M. Fréd. Dubois en faisait deux degrés plus avancés que la congestion simple. Mais cela suffit-il pour considérer l'hémoptysie et l'apoplexie du poumon comme de véritables complications de l'hyperémie? Je n'ai pas à discuter actuellement cette question, car je n'ai jamais rencontré de véritable hémorrhagie bronchique ou apoplectiforme du poumon dans les faits d'hyperémie idiopathique que j'ai observés. On ne saurait, en effet, qualifier d'hémoptysie le léger suintement sanguin qui s'effectue dans certains cas dans les bronches et qui se montre dans les crachats. Nous verrons, au contraire, les accidents hémorrhagiques être assez fréquents dans l'hyperémie pulmonaire non idiopathique.

## VIII. — Étiologie. — Nature de la maladie.

La question de l'étiologie, et celle de la nature des maladies qui s'y rattache, doivent être rangées parmi les plus ardues de la pathologie. Cela vient de ce que l'étude des causes échappe trop souvent à l'observation, en dehors de laquelle on ne peut aboutir qu'à des conjectures formulant des questions à résoudre plutôt que des résultats définitifs.

Les sujets de tous les âges sont exposés à être affectés de congestion pulmonaire simple. La congestion du poumon, si commune comme état concomitant ou symptomatique dans les maladies aiguës de l'enfance, se présente peut-être plus souvent qu'on ne pense comme maladie spéciale du premier âge. Ce serait un sujet intéressant d'étude que des recherches sur cette affection chez les enfants. Elles viendraient compléter les intéressants travaux de Legendre et Bailly et ceux de Barthez et Rilliet. Je n'ai pu, quant à moi, m'occuper que des adultes à partir de l'âge de 15 ans, comme on les rencontre dans les hôpitaux non spéciaux. Or, sur 50 malades affectés de congestion pulmonaire idiopathique, j'en ai trouvé :

8 âgés de 15 à 20 ans.
15 — de 21 à 30 —
9 — de 31 à 40 —
7 — de 41 à 50 —
8 — de 51 à 60 —
3 — de 60 à 66 —
_____
50

On rencontre donc la maladie à tous les âges, avec la fréquence relative qui existe entre les différents âges chez les individus bien portants, circonstance dont on ne tient pas toujours compte à tort dans les relevés statistiques appliqués à la pathologie.

Quant au sexe, je ne compte que 7 femmes sur les 50 malades dont il vient d'être question, tandis que j'y trouve 43 hommes. Ces chiffres démontrent que les hommes sont plus communément affectés de congestion pulmonaire simple que les femmes. Cependant je ne regarde pas la proportion que je viens d'établir comme parfaitement exacte quant aux chiffres 7 et 43. Dans les premiers temps de mes recherches, je prenais plus volontiers les observations des hommes qui se prêtaient mieux à une exploration complète de la poitrine. Je puis donc avoir alors laissé de côté des faits analogues concernant les femmes. Quoi qu'il en soit, la fréquence de l'affection est certainement plus grande chez l'homme, ainsi que je l'ai constaté depuis que j'ai recueilli mes observations parmi les malades des deux sexes indifféremment.

Les faits de congestion pulmonaire considérée comme simple par les auteurs n'ayant pas été précisés assez nettement, il est difficile de leur emprunter des données capables d'élucider la question d'étiologie. M. Fournet dit avoir rencontré la maladie (qu'il rattache principalement à la pléthore) pendant les chaleurs atmosphériques plus fréquemment que dans la saison froide. Ce que je trouve dans mes observations à l'égard des saisons ne vient pas confirmer cette opinion.

J'ai rencontré la congestion idiopathique du poumon dans tous les mois de l'année, sans avoir de relevés qui puissent me donner les nombres proportionnels pendant toute une année. Il résulte cependant de l'ensemble des observations que j'ai recueillies que les mois de mars, avril, mai et juin sont ceux dans lesquels j'ai rencontré plus fréquemment la maladie. Ces résultats ne diffèrent pas sensiblement de ceux que fournit l'étude de la pneumonie sous ce rapport, puisque M. Grisolle a trouvé que la plus grande fréquence de la pneumonie était au printemps, aux mois de février, mars, avril et mai. Les trois mois les plus chauds de l'année, juin, juillet, août, ne m'ont fourni que 12 faits d'hyperémie idiopathique contre 21 pour les mois de mars, avril et mai (1).

Les autres causes prédisposantes n'ont rien offert de digne d'être noté. Une constitution forte ou faible ne paraît pas avoir influé sur l'apparition de la maladie, non plus que les conditions hygiéniques sous le rapport de l'alimentation. Aucun de mes malades ne présentait de signes de pléthore.

La maladie une fois passée ne paraît pas prédisposer à des récidives, car un très-petit nombre de malades m'ont dit avoir précédemment éprouvé une maladie semblable à celle qui les amenait à l'hôpital. Il est vrai qu'il en est qui ont accusé comme antécédent une ou plusieurs *fluxions de poitrine*, et que ces termes ambigus ont pu s'appliquer un certain nombre de fois à de simples congestions pulmonaires ; mais je n'en crois pas moins les récidives rares, un très-grand nombre de malades ayant affirmé que leur santé habituelle avait été très-bonne avant l'invasion de l'affection dont ils étaient atteints.

Parmi les causes occasionnelles il en est une qui s'observe principalement dans les cas où la cause a pu être connue : je veux parler de l'action du froid. La plupart des malades n'ont pu me renseigner sur la cause de leur maladie ; mais cette cause a pu être précisée chez quinze d'entre eux, et *douze fois* la congestion avait succédé à un refroidissement manifeste.

Plusieurs de ces derniers malades avaient senti du froid, leur corps étant en sueur. Un autre, travaillant avec ardeur en plein air, avait reçu de la pluie. Deux autres avaient travaillé dans un lieu humide où ils s'étaient refroidis. Un maçon, se reposant de son travail, avait dormi sur la terre humide, et peu d'heures

(1) Voici comment se répartissent les 50 observations pour le début dans les différents mois : janvier, 4 ; février, 2 ; mars, 7 ; avril, 7 ; mai, 7 ; juin, 7 ; juillet, 3 ; août, 2 ; septembre, 2 ; octobre, 3 ; novembre, 3 ; décembre, 3. Total, 50.

après était atteint des premiers symptômes de la maladie. Un
jeune garçon de 15 ans, après s'être longtemps animé au jeu,
passait la nuit dans une chambre ayant une fenêtre ouverte, et
se réveillait le lendemain avec les premiers symptômes de l'hyperémie pulmonaire. Une femme avait été prise de congestion
du poumon, après avoir vu ses règles se suspendre par suite d'un
refroidissement.

D'autres causes différentes et plus rares ont agi dans un petit
nombre de cas : un marinier fut affecté après une chute sur le
côté gauche de la poitrine en glissant sur une planche humide;
une femme à la suite d'un effort violent; une autre femme après
la suppression subite des règles causée par une violente émotion (1).

Il est remarquable que, dans la plupart des faits que je viens
de rappeler, l'invasion apparente de la congestion ait eu lieu
dans les vingt-quatre heures qui ont suivi l'action de la cause, et
parfois peu d'heures après.

On vient de voir que la maladie se développait sous l'influence
des variations accidentelles de température. On comprend dès
lors qu'elle doive se produire aussi par le fait des variations
saisonnières du même ordre. La constitution médicale du printemps paraît, en effet, favoriser la production de l'hyperémie,
puisque c'est aux mois de mars, avril et mai que je l'ai plus
fréquemment observée. En est-il de même de certaines consti-
tutions épidémiques? C'est ce que je ne saurais affirmer, d'après
mes observations.

Par cela seul que la maladie se développe par le fait de refroidissements ou des variations atmosphériques, doit-on, comme le
font certains auteurs, la considérer comme étant de nature rhumatismale? La question me paraît impossible à résoudre, lorsqu'il s'agit de malades qui n'accusent comme antécédents aucune
manifestation incontestable de rhumatisme, c'est-à-dire de douleurs articulaires ou musculaires plus ou moins aiguës, ne pouvant se rapporter qu'à la diathèse rhumatismale. De tous mes
malades, deux seulement avaient eu des antécédents de ce genre.
Je fais ces réflexions parce qu'un assez grand nombre de prati-

_____

(1) M. Fournet a noté la suppression des règles comme cause d'hyperémie chez
trois de ses malades.

ciens abusent étrangement du rhumatisme comme cause, en mettant sur son compte toutes les maladies développées sous l'influence accidentelle du froid,

Voyons si nous pouvons, en étudiant les faits de plus près, pénétrer plus avant dans la connaissance de la nature de la maladie qui m'occupe.

Nous voyons d'abord que l'hyperémie pulmonaire, considérée en elle-même, ne constitue pas la maladie tout entière. Les dénominations de congestion pulmonaire *idiopathique*, *primitive* ou *simple*, ne sauraient donc être considérées comme ayant une valeur absolue. Quoique l'hyperémie existe dès le début, en effet, il y a dans l'ensemble des phénomènes un consensus patholo-gique qui démontre qu'il y a autre chose que l'engorgement pul-monaire. Il y a dans le mouvement fébrile initial, plus ou moins bien accusé, la preuve que la congestion du poumon n'est que la manifestation anatomique de la maladie. Comment dès lors doit-on la comprendre ?

Faut-il la ranger parmi les affections catarrhales ? Ce serait le seul parti à prendre si l'on appliquait à l'adulte la classification des maladies aiguës des organes respiratoires des enfants propo-sée par Barthez et Rilliet. En dehors de la pneumonie franche et de la pleurésie, qu'ils ont décrites à part, ils ont réuni, ai-je dit, sous la dénomination de maladies catarrhales respiratoires, toutes les autres maladies aiguës dont les manifestations anato-miques étaient la congestion sous ses formes diverses, la bron-chite et la broncho-pneumonie. Mais cette simplification nosolo-gique ne saurait s'appliquer aux adultes.

D'abord il ne ressort pas du consciencieux travail de Bar-thez et Rilliet qu'il y ait dans les affections respiratoires, com-prises par eux sous le titre de maladies catarrhales, une hyper-sécrétion muqueuse ou muco-purulente dans tous les cas. Or, des faits exceptionnels peuvent dès lors invalider en principe cette distinction nosologique ainsi généralisée ; ensuite, même en admettant la légitimité de cette nosologie appliquée à l'en-fance, la congestion — maladie que je décris, et qui se rencontre fréquemment chez l'adulte, ne s'accompagnant souvent ni de toux, ni surtout d'hypersécrétion muqueuse, ne saurait être qualifiée d'affection catarrhale.

En comprenant la congestion pulmonaire idiopathique comme une maladie plus générale que son titre ne semble l'indiquer, je serais disposé à la considérer comme se reliant à la fièvre éphémère dont elle constituerait une variété particulière. Mais le caractère très-effacé de la fièvre dans beaucoup de cas, sa manifestation si transitoire, et au contraire les phénomènes liés à la congestion qui prédominent et persistent après la fièvre, doivent faire considérer la maladie comme ayant son caractère fondamental, au point de vue pratique, dans la congestion du poumon.

Il y a vers cet organe un mouvement fluxionnaire sanguin, une véritable fluxion sanguine, comme celles sur lesquelles Stahl a disserté avec exagération en faisant de la fluxion et de la congestion la base de toute la pathogénie. Mais, de nos jours, n'est-on pas tombé dans l'excès contraire, et n'a-t-on pas trop oublié le rôle que joue la fluxion dans les maladies ? M. Frédéric Dubois admet que le principe de la fluxion ouvre la scène dans la plupart des maladies, tout en rappelant que Chomel, comme M. Lordat, ont pensé que la fièvre n'a pas la congestion pour point de départ. C'est un sujet d'étude à reprendre, en mettant à profit les progrès scientifiques modernes et en dégageant la question des hypothèses stériles dont le passé était si prodigue.

Parmi les progrès de la science contemporaine, il en est un qui jette un jour tout nouveau sur la question des congestions ou des fluxions pulmonaires : je veux parler des études physiologiques dont les actions ou mouvements réflexes ont été l'objet. En limitant la question au fait de la production de l'hyperémie, les notions acquises sur les actions réflexes permettent en effet, jusqu'à un certain point, d'expliquer cette production de la congestion pulmonaire comme maladie particulière.

Je n'ai pas à m'étendre longuement sur les actions réflexes qui ont été si bien étudiées par MM. Claude Bernard et Brown-Séquard. Cependant les phénomènes pathologiques qui en découlent ne sont pas si bien connus qu'il soit inutile de rappeler comment se peut concevoir la congestion pulmonaire considérée comme phénomène réflexe.

On sait en quoi consistent les actions réflexes. Une sensation dans un point de l'organisme se transforme dans le centre nerreux qui la perçoit et s'y transforme de façon à provoquer un trouble sensitif ou musculaire dans une partie plus ou moins éloignée du siége de la sensation première : tel est le principe général. Les centres nerveux où les sensations subissent cette transformation sont les centres nerveux de la vie animale (cerveau et ses annexes, moelle) et les centres nerveux de la vie organique (ganglions du sympathique). Et comme il existe une connexion intime entre les centres nerveux des deux genres, il en résulte que les phénomènes réflexes dont les *vasa-vasorum* sont le siége, sous la dépendance du grand sympathique, peuvent avoir pour points de départ les sensations qui parviennent aux centres ganglionnaires, soit directement des viscères, soit après avoir traversé en venant du dehors les centres nerveux de relation.

Un véritable engorgement sanguin avec élévation de la température des parties résulte, comme on sait, du relâchement et de la dilatation des capillaires qui succéderait rapidement à leur resserrement préalable (1).

Les physiologistes ont admis que l'impression du froid sur la peau donnait lieu par action réflexe à des hypersécrétions, à des congestions et à des inflammations éloignées. Cette même cause produirait ces phénomènes dans le poumon par suite des modifications réflexes subies par les vaisseaux du parenchyme pulmonaire.

Faut-il accepter qu'il s'agit d'un phénomène simplement réflexe dans la production de la congestion pulmonaire idiopathique? Faut-il mettre sous la dépendance de l'action réflexe non-seulement l'engorgement sanguin du poumon, mais encore les autres phénomènes concomittants, tels que ceux de la fièvre du début? C'est ce qu'il me paraît impossible d'affirmer dans l'état actuel de nos connaissances. Il est très-probable, peut-on dire, que l'action réflexe n'est pas étrangère à la production de l'hyperémie du poumon. Mais on ne saurait affirmer résolument que tout ici dépende de cette action réflexe, bien qu'elle permette de relier mieux que toute autre condition l'ensemble des

---

(1) Voyez l'introduction de M. Rouget au *Traité des paraplégies* de M. Brown-Séquard, et la thèse d'agrégation sur les *Congestions sanguines* de M. Raynaud.

causes apparentes, refroidissement, chute sur la poitrine, émotion suspendant les règles, etc.

Quoi qu'il en soit, il ne faut pas perdre de vue cette influence des actions réflexes sur la production des hyperémies pulmonaires, car sa connaissance nous fait pénétrer plus avant dans l'étude de la nature intime de ces hyperémies.

## IX. — PRONOSTIC.

On a pu voir, dans le cours de ce travail, qu'il existe des faits de congestion pulmonaire nombreux, en face desquels un premier examen ne suffit pas pour se prononcer d'abord. On est obligé de réserver son diagnostic, et par conséquent le pronostic en pareils cas, jusqu'à ce que la marche et l'enchaînement des symptômes aient permis de trancher la question.

Mais lorsque la maladie est reconnue pour être une congestion pulmonaire simple ou idiopathique, on peut formuler un pronostic favorable dans la plupart des cas. On ne saurait donc admettre, avec M. Monneret, que « l'hyperémie est dangereuse lorsqu'elle occupe tout un lobe du poumon ou celui-ci tout entier » (ouvr. cité, p. 343). Le plus souvent, en effet, la guérison a lieu rapidement, quelle que soit l'étendue de la congestion et la durée antérieure de cette affection aiguë, ainsi que je l'ai précédemment établi.

Cette rapidité de la guérison est un caractère si ordinaire de la congestion simple du poumon que, dans tous les cas où l'on voit les signes de l'hyperémie persister, en résistant au traitement que j'indiquerai tout à l'heure, on doit penser que l'on a affaire non à une hyperémie idiopathique, mais à une congestion qui n'est que la première scène d'une affection plus grave, comme j'en rapporterai des exemples à propos des congestions pulmonaires non idiopathiques.

C'est là un des principes pratiques les plus importants de l'étude de l'hyperémie pulmonaire.

Il ne faut pas croire cependant que la congestion du poumon soit toujours sans gravité par elle-même; car dans certains cas elle peut entraîner plus ou moins rapidement la mort. Lancisi, Dionis, Morgagni, ont rapporté des faits de ce genre. *La Lancette*

*française* de 1830 contient un fait curieux de mort subite survenue pendant l'exercice de la valse; et Ollivier (d'Angers) a rapporté dans les *Archives de médecine* (t. I, 1833) une observation
dans laquelle la mort par congestion pulmonaire a subitement
eu lieu aussi pendant un mouvement de colère. Mais c'est surtout
à M. Devergie (*Médecine légale*, t. III, p. 323), puis à M. Lebert, de
Nogent-le-Rotrou (*Archives de médecine*, 1838), que l'on est rede-
vable d'avoir bien établi que la congestion pulmonaire est une
cause rapide de mort. Ces travaux sont trop oubliés de nos jours.

Je n'ai observé pour mon compte de cas de mort par le fait
de l'hyperémie pulmonaire, que lorsque cette hyperémie est survenue comme complication dans le cours d'une autre maladie.

En définitive, dans les faits d'hyperémie pulmonaire idiopathique graves en apparence, il faut mettre une certaine réserve
dans le pronostic. Il faut prendre garde aussi de formuler le pronostic de la pneumonie au lieu de celui de la congestion pulmonaire idiopathique, lorsqu'on rencontre certains signes qui semblent dénoter l'existence de l'inflammation du poumon. Si le
souffle occupe seulement la racine de la bronche principale du
côté affecté, et surtout s'il n'existe pas de bronchophonie, il faut
songer plutôt à une hyperémie. Il en est de même à propos de
la pleurésie; c'est une affaire de diagnostic préalable sur lequel
je n'ai pas à revenir.

## X. — TRAITEMENT.

Les indications à remplir dans le traitement sont simples et
faciles à établir. Le but principal doit être d'agir contre la congestion pulmonaire elle-même; car les phénomènes fébriles du
début étant passagers et se dissipant d'eux-mêmes ne réclament
pas à la rigueur de médication spéciale. D'ailleurs les moyens
thérapeutiques dirigés contre l'hyperémie agiraient également
d'une manière favorable contre la fièvre, si l'on avait à traiter la
maladie à son début.

L'énergie plus ou moins grande du traitement est subordonnée tant à l'intensité plus ou moins grande des phénomènes
symptomatiques, comme la douleur et la dyspnée, qu'à l'étendue
de la congestion elle-même, se révélant par l'étendue des signes
anormaux fournis par l'auscultation. Il est clair que si la douleur

est excessive, la dyspnée considérable, accompagnée d'anxiété, et qu'en même temps les signes stéthoscopiques et de percussion dénotent un trouble étendu et profond de la respiration, on devra agir avec plus d'énergie que lorsque la douleur est modérée, ainsi que la dyspnée, et que les signes physiques sont peu accusés.

Dans la première de ces conditions, on aura recours à la saignée générale si la constitution et l'hygiène habituelle du malade le permettent. Concurremment avec ce moyen, ou à son défaut, on prescrira un vomitif, des sangsues *loco dolenti* ou des ventouses sèches ou scarifiées, et une préparation opiacée. Dans les cas d'hyperémie peu intenses, le vomitif et les ventouses scarifiées en petit nombre suffisent ordinairement.

Je me suis borné presque toujours jusqu'à présent à ces deux moyens principaux de traitement (vomitif et ventouses), quel que fût le degré d'intensité de la maladie, parce que je les ai vus suffire le plus souvent. 1 gr. 50 de poudre d'ipécacuanha associé à 0 gr. 05 de tartre stibié et 6 à 10 ventouses scarifiées (que l'on peut remplacer par des sangsues) sont les moyens que j'ai habituellement conseillés, avec une pilule d'extrait thébaïque à administrer le soir. Ce n'est que par exception que j'ai dû avoir recours à l'application d'un vésicatoire pour enlever un reste de douleur ayant résisté à la précédente médication.

Ce qu'il y a de remarquable dans ce traitement, c'est la rapidité de ses bons effets. Du jour au lendemain, il y a, comme on l'a vu dans plusieurs observations précédemment rapportées, une véritable transformation. Douleur thoracique, dyspnée anxieuse, signes physiques d'hyperémie, tout disparaît souvent en vingt-quatre heures, ou se trouve considérablement amendé. On a vu que ce changement rapide, dû au traitement, devient une des données confirmatives du diagnostic les plus précieuses.

Peut-être m'objectera-t-on que je me suis trop hâté d'user d'un traitement actif en présence de faits qui, abandonnés à eux-mêmes, eussent pu se terminer aussi heureusement. Je ne puis partager cette présomption. D'abord, l'amélioration immédiate après le traitement étant la règle générale, sinon la règle absolue, on doit admettre que le traitement a eu nécessairement une action favorable. De plus, ce résultat heureux, qui est aussi démontré par la rétrocession concomitante de la poitrine due à la diminution de l'engorgement sanguin du poumon, s'est toujours produit, quelle que fût la durée antérieure de la maladie. La persistance antérieure des accidents jusqu'au moment de l'admission, puis jusqu'à l'exploration du malade faite par moi le lendemain de son entrée, et leur disparition rapide dès après le premier jour de traitement, lèvent tous les doutes que l'on pourrait concevoir relativement à son effet favorable.

Cet effet favorable si constant venant à manquer, il en résulte ce fait capital sur lequel j'ai déjà appelé l'attention, à savoir : que la persistance des phénomènes d'hyperémie, après le traitement indiqué, démontre qu'il ne s'agit pas, comme on avait pu le penser d'abord, d'une congestion pulmonaire idiopathique, mais d'une hyperémie du poumon marquant l'invasion d'une maladie plus grave ou plus compliquée. Ce genre d'hyperémie se trouve compris parmi les congestions pulmonaires dont je vais m'occuper dans la seconde partie.

# SECONDE PARTIE

---

## DE LA CONGESTION PULMONAIRE DANS LES MALADIES.

J'ai décrit dans la première partie de ces recherches la congestion pulmonaire comme une maladie à part, ayant ses symptômes, son évolution, sa lésion et ses signes physiques particuliers. Il en résulte que c'est une maladie qui doit occuper une place spéciale dans le cadre nosologique, à côté des autres affections aiguës des organes respiratoires avec lesquelles elle a été si longtemps confondue.

Maintenant il me reste à considérer l'hyperémie pulmonaire comme état pathologique se montrant dans le cours des maladies aiguës ou chroniques.

Si je voulais faire ici une histoire détaillée de la congestion pulmonaire envisagée à ce point de vue, il me faudrait un volume, tant il est fréquent dans la pratique de rencontrer cette hyperémie alliée à d'autres affections. Mais, tout en donnant une idée générale de cette connexité, je me contenterai d'exposer particulièrement les points nouveaux ou mal connus de la question. On va voir l'étude précédemment faite jeter un jour nouveau sur celle qui me reste à faire, et m'en faciliter l'exposé.

La qualification de *symptomatique*, que l'on donne habituellement à la congestion non idiopathique, est souvent insuffisante pour en exprimer le vrai caractère. D'abord la congestion du poumon constitue au lit du malade un état plus ou moins complexe qui empêche de la considérer comme un symptôme; car ce n'est que sur le cadavre qu'elle constitue, comme fait anatomique, une particularité très-simple. Ensuite cette hyperémie se montre dans des conditions diverses qui font qu'on ne peut pas toujours l'envisager comme secondaire. On la trouve, en effet :

1° Comme état pathologique initial des maladies;

2° Comme état concomitant habituel;

3° Comme complication accidentelle dans leur cours.

C'est en me basant sur ces trois divisions que je vais l'examiner.

## ARTICLE I<sup>er</sup>. — Congestion pulmonaire du début des maladies.

L'hyperémie pulmonaire peut constituer à elle seule les phénomènes pathologiques du début de certaines maladies. Quelle que soit la manière dont on envisage la question du processus pathologique, on ne saurait contester cette vérité, qui n'est pas suffisamment connue.

Cette congestion initiale se rencontre au début de nombreuses maladies aiguës ou chroniques. Parmi les maladies chroniques, je me contente de rappeler la phthisie pulmonaire, qui débute si fréquemment par l'hyperémie du poumon, avec ou sans hémoptysie, les signes irrécusables de la tuberculisation ne pouvant être constatés que plus tard. Mais c'est surtout au début des maladies aiguës et en particulier de la pneumonie, qu'on observe plus communément la congestion pulmonaire.

### A. Congestion pulmonaire précédant immédiatement l'apparition de la pneumonie.

Il est d'abord indispensable de rappeler que la congestion est par elle-même un état pathologique caractérisé par un engorgement sanguin des dernières subdivisions vasculaires, produisant une augmentation de volume des organes, et s'accompagnant assez souvent de l'hypersécrétion des liquides normaux, mais pouvant disparaître rapidement.

L'inflammation est plus compliquée. Ici l'engorgement de l'organe n'est pas dû simplement à une distension des vaisseaux par le sang, par suite d'une paralysie des nerfs vaso-moteurs, comme dans la congestion. Il y a une atteinte profonde à la nutrition de l'organe, et il s'y produit des exsudats, liquides ou solides, qui peuvent être expulsés au dehors par les voies naturelles, ou infiltrer la trame de l'organe affecté.

L'inflammation s'accompagnant toujours de congestion, ce qui
ne saurait être contesté, et la congestion pouvant au contraire
exister seule, on comprend aisément comment l'hyperémie peut
constituer pendant un temps plus ou moins long toute la maladie, puis devenir une affection plus complexe par l'apparition
concomitante d'une inflammation. Ce qui prouve que le processus morbide de l'un à l'autre de ces états est bien réel, c'est que
l'on peut rencontrer cette filiation à des degrés très-divers, l'inflammation pouvant être très-légère ou très-grave. Il semble en
effet quelquefois que l'organe congestionné a été à peine touché
par l'inflammation après une congestion manifeste plus ou moins
durable, tandis que d'autres fois l'organe est envahi très-large-
ment, et que la congestion initiale est au contraire à peine mar-
quée.

On a beaucoup discuté sur la question de savoir si la lésion
anatomique de l'engouement pulmonaire qui précède l'hépatisation de la pneumonie était ou non inflammatoire. Il me paraît
hors de doute que, lorsqu'il n'y a pas d'exsudat phlegmasique
annoncé par les crachats expectorés caractéristiques, ou par les
signes de l'hépatisation des poumons, on ne saurait admettre en
pareil cas autre chose qu'une congestion initiale de la pneumonie. M. Fournet est le seul auteur qui ait cherché à décrire cette
congestion initiale en tant que congestion pulmonaire, et l'on
comprend difficilement qu'il ait été blâmé d'avoir cherché les
véritables signes de cette première période de la pneumonie, en
la considérant comme une hyperémie pulmonaire.

Il est vrai que M. Fournet n'a pas indiqué tous les signes de
cette hyperémie; mais on ne doit pas moins lui savoir gré d'avoir
réagi contre l'opinion si généralement admise lors de ses recherches, à savoir : qu'il s'agissait d'inflammation du tissu pulmonaire dès le début de la maladie.

M. Fournet considérait comme signes de l'hyperémie initiale
de la pneumonie, un peu d'obscurité du son à la percussion, la
faiblesse du bruit respiratoire, une faible raisonnance broncho-
phonique : des râles humides à bulles continues, l'absence de
crachats rouillés, la douleur de côté et la fièvre (ouvr. cité). Les
auteurs du *Compendium de médecine* (art. *Pneumonie*) prétendent
n'avoir jamais pu constater ces signes d'une manière évidente,

ou du moins n'avoir pu les distinguer de ceux de l'engouement inflammatoire (avec le râle crépitant de Laënnec).

Quant à moi, je trouve vrais plusieurs points de la description de M. Fournet; seulement cette description est insuffisante, en ce que la congestion pulmonaire initiale de la pneumonie a des signes plus nombreux que ceux qu'il a indiqués, et que les râles humides n'ont ni la fréquence ni la valeur qu'il leur a attribuées.

On retrouve, en effet, en pareille circonstance, groupés en plus ou moins grand nombre, tous les signes que j'ai constatés dans la congestion pulmonaire idiopathique. M. Grisolle est donc dans le vrai en assignant une respiration faible à l'hyperémie initiale de la pneumonie, de même que Stokes en signalant la respiration puérile dans la même condition.

Je pourrais rapporter un grand nombre d'observations qui démontreraient qu'en pareil cas, la congestion ne diffère nullement par ses signes de la congestion idiopathique que j'ai décrite. Mais je puis me contenter de citer les deux observations suivantes, dans lesquelles on trouvera les signes en question, et jusqu'aux deux formes de douleur (pleurodynique ou névralgique) qui peuvent caractériser la congestion simple du poumon.

Obs. XVI. — *Congestion pulmonaire de huit jours de durée, précédant l'apparition de la pneumonie.* — La nommée Courqoin, cuisinière, âgée de 29 ans, a été admise, le 29 janvier 1865, à l'hôpital Cochin, salle Sainte-Marie, n° 2. Réglée à l'âge de 13 ans, elle avait toujours joui d'une très-bonne santé jusqu'au début de la maladie qui l'amenait à l'hôpital.

Ses règles étaient apparues à leur époque habituelle, le 25 janvier, quatre jours avant l'admission. Ce jour-là ou le lendemain, elle avait ressenti une douleur du côté droit de la poitrine. Mais ce n'est que le 28 au soir, veille de l'entrée, qu'avait réellement débuté la maladie, par un frisson, de la céphalalgie, une aggravation de la douleur du côté droit de la poitrine, et une gêne de la respiration, sans toux.

Le 30 janvier, trente-six heures environ après le début, je constatai une fièvre assez intense. Pouls à 100, peau chaude, anorexie, soif, langue blanche, physionomie exprimant la souffrance, vive anxiété paraissant provenir de la douleur, dyspnée, respiration singultueuse et fréquente. La douleur, occupant la région sous-mammaire droite, ressentie de temps en temps vers l'épaule du même côté, et augmentant par les mouvements respiratoires, était la seule chose qui occupait la malade. Il n'y avait ni toux ni expectoration.

A l'exploration de la poitrine, on trouvait la sonorité exagérée en arrière des deux côtés, mais surtout à droite, où la percussion était douloureuse, et où l'on produisait une douleur extrême en comprimant la poitrine en avant de l'angle inférieur de l'omoplate, sans autre foyer douloureux. En même temps, le bruit respiratoire était à peu près nul dans tout le côté droit, tandis que du côté gauche, il était normal.

*Gomme sucr.*, 2 pots; *vent. scar.* du côté droit; *jul. avec poudre d'ipéc.*, 2 grammes; *diète.*

Peu de changements dans l'état général le lendemain 31 janvier. Le julep a été suspendu après trois vomissements. L'oppression et l'anxiété persistent, mais le pouls est descendu à 88; l'insomnie a été complète.

Douleur toujours très-vive; *ni toux, ni crachats.* Le son tympanique est plus prononcé aux deux bases en arrière, la respiration est toujours très-faible du côté droit, mais elle est en même temps devenue granuleuse en avant comme en arrière; il existe un souffle doux dans l'expiration au niveau de la racine du poumon, à droite de l'épine vertébrale.

Du 1er au 3 février, persistance de la fièvre (118-100 puls.), absence absolue de toux et d'expectoration; abattement marqué; persistance de la douleur, percussion toujours douloureuse à droite; son tympanique persistant aux deux bases en arrière, et toujours plus fort à droite qu'à gauche. En même temps, je constate une diminution de sonorité au sommet droit de la poitrine en arrière. Le bruit respiratoire continue à être plus faible du côté droit, et mélangé de râles sonores. Des râles semblables existent aussi du côté gauche, où l'expiration est prolongée sous la clavicule, sans autre signe. Le souffle prévertébral dans l'expiration persiste au niveau de la racine des bronches.

La persistance des phénomènes généraux et des signes locaux de congestion pulmonaire, qui se montraient, non plus à droite seulement, mais des deux côtés, avec l'ampliation cyrtométrique de la poitrine, me firent penser que la congestion n'était que le prélude d'une affection plus grave; aussi ai-je prescrit un julep avec émétique, 0 gr. 30, le 1er février. Mais je dus suspendre le lendemain l'emploi de ce médicament, qui avait occasionné des selles très-nombreuses et un abattement marqué. — *Jul. éther*, 1 gr.

Le 3 février, huitième jour de la maladie, des signes probants de pneumonie se déclarèrent d'une manière évidente. Au niveau du sommet du poumon droit, en arrière, il existait de la submatité avec une respiration bronchique expiratoire, indépendante du souffle persistant qui existait à la racine des bronches au niveau de l'épine, et qui avait un autre timbre. En avant il existait des râles ronflants dans l'expiration. Les vibrations thoraciques étaient augmentées au même niveau, et il y avait de la bronchophonie. La veille il était apparu un peu de toux, et il y avait dans le crachoir deux crachats jaunâtres couleur sucre d'orge, visqueux et très-adhérents.—*Jul. kermès*, 0 gr. 20 ; *sir. diac.*, 15 gr.

Le lendemain, la fièvre persistait ; la matité était manifeste en avant et en arrière au sommet du poumon droit, où le souffle bronchique expiratoire était plus étendu et s'accompagnait pendant la toux de fusées de râles crépitants très-fins. Même état d'ailleurs.

Les jours suivants, la pneumonie du sommet du poumon droit suivit sa marche vers la résolution. Les râles crépitants disparurent le 7 février, en même temps que les crachats étaient devenus muqueux et liquides. Le lendemain il n'y avait plus de souffle, et la malade était complétement guérie le 11 février, quinze jours après le début de la maladie, et huit jours après l'apparition des signes caractéristiques de la pneumonie du sommet.

Nous voyons chez cette malade une congestion pulmonaire manifeste, persister pendant une semaine entière avant le début de la pneumonie. Cette congestion, par ses phénomènes symptomatiques et par ses signes physiques si caractéristiques, ne différait de celle que j'ai décrite dans la première partie de ce travail que par sa résistance au traitement, et par la persistance de la fièvre. On a vu que ces particularités m'ont fait penser à l'imminence d'une maladie plus grave que l'hyperémie, ce qu'a justifié l'apparition d'une pneumonie franche des mieux caractérisées. Je dois signaler, comme un fait intéressant de séméiologie, l'existence indépendante du souffle de la racine du poumon droit et du souffle dû à l'hépatisation. Ils différaient l'un de l'autre par leur siége et par leur timbre. L'un, pur et doux, se produisant à la racine des bronches droites par le fait de la diminution de perméabilité du poumon atteint de congestion ; l'autre occupant le tissu pulmonaire hépatisé, et ayant un timbre dur, métallique, d'un ton différent, et mélangé de râles crépitants fins, se produisant dans les bronches entourées du tissu pulmonaire induré.

Chez le malade dont je vais rapporter l'observation, la congestion pulmonaire initiale a duré moins longtemps que dans le fait précédent ; mais elle n'est pas moins intéressante par le caractère des douleurs.

**Obs. XVII.** — *Pneumonie du côté droit, précédée, pendant cinq jours, de congestion pulmonaire à forme névralgique.* — Le nommé Fournier, âgé de 46 ans, mécanicien, fut admis, le 7 mai 1863, à l'hôpital Cochin, salle Saint-Jean, n° 10. C'était un homme de forte constitution, ayant eu toujours une très-bonne santé antérieure, quoiqu'il ait eu quelquefois un salaire insuffisant, et par suite une alimentation incomplète.

Depuis cinq ou six jours il avait perdu l'appétit, il éprouvait du malaise et avait eu deux épistaxis, lorsque débuta sa maladie, dans la soirée du 3 mai. Des frissons et un vomissement le forcèrent à prendre le lit, et la nuit suivante il éprouva une fièvre intense, une douleur vive dans le côté droit de la poitrine gênant la respiration, et de la toux.

Après avoir gardé le lit dans le même état pendant les trois jours qui suivirent, il se présenta à l'hôpital le 7 mai.

Le 8 mai, cinquième jour de la maladie, la fièvre est assez vive, avec chaleur à la peau; la respiration est fréquente. Il existe une douleur sous-mammaire du côté droit, augmentant par les grandes inspirations et par la toux. La palpation fait en outre constater l'existence de trois foyers névralgiques bien distincts : en arrière, au niveau des dernières vertèbres dorsales à droite de l'épine; en dehors, au rebord des fausses côtes correspondantes; et en avant, à droite de la ligne blanche au-dessous de l'ombilic; sentiment d'oppression, toux rare, quelques crachats muqueux, sans caractère spécial.

La sonorité de la poitrine est normale en avant et en arrière; mais le bruit respiratoire est extrêmement faible des deux côtés, en avant comme en arrière, sans souffle ni râles en aucun point. — *Gomme sucrée;* 6 *ventouses scarifiées* du côté droit du thorax; puis *ipéca,* 1,50, et *tartre stibié,* 0,05; *diète.*

Le lendemain, 9 mai, sixième jour de la maladie, le malade se trouvait mieux, quoique la fièvre persistât au même degré; mais la douleur sous-mammaire était moindre, et les trois foyers névralgiques avaient disparu complètement. Il y avait aussi moins de dyspnée. La toux, encore rare, avait été suivie de l'expectoration de deux ou trois crachats transparents et liquides comme ceux de la veille. L'exploration de la poitrine donnait les mêmes résultats, si ce n'est que l'auscultation, avec l'affaiblissement généralisé du bruit respiratoire, faisait percevoir *pour la première fois* quelques petits râles crépitants, très-fins, au-dessous de l'angle inférieur de l'omoplate du côté droit, et, dans le même point, un souffle peu accusé, très-limité et s'entendant principalement pendant l'expiration. La mensuration cyrtométrique fournissait les mêmes résultats que la veille.

Des signes de pneumonie se montrant, 15 sangsues furent appliquées au niveau de la douleur sous-mammaire, et l'émétique en potion fut prescrit à la dose de 0 gr. 30.

W.                                                                 6

Les jours suivants, la pneumonie du côté droit fit des progrès : le souffle s'étendit, le râle crépitant persista, la bronchophonie et la voix soufflée furent très-nettes. Les signes locaux étaient surtout manifestes au-dessous de l'omoplate.

L'état général s'aggrava de plus en plus, le pouls resta fréquent (108 à 120), la peau sèche, ainsi que la langue, et du délire apparut à diverses reprises. La prostration dut faire renoncer à l'emploi du tartre stibié, qui fut remplacé par le kermès, et par une médication tonique. — *Vin de Bordeaux, julep avec extrait de quinquina.*

Ce n'est que le 29 mai que le malade entra enfin en convalescence. Il fut longtemps à recouvrer ses forces.

Ce malade nous a montré la coïncidence de deux douleurs thoraciques, l'une sous-mammaire qui a persisté plus longtemps, et l'autre franchement névralgique qui a disparu lorsque la congestion, se manifestant par une faiblesse prononcée du bruit respiratoire, a fait place aux premiers signes de la pneumonie (souffle et râle crépitant fin). La coïncidence de cette névralgie dorso-intercostale aiguë et de la faiblesse du bruit respiratoire avant l'apparition de la pneumonie proprement dite me paraît démontrer d'une manière péremptoire l'existence de la congestion pulmonaire initiale de la pneumonie. Il faut remarquer que cette douleur à foyers douloureux eût été inexplicable si je ne l'avais rencontrée déjà comme un des caractères de certaines congestions idiopathiques du poumon.

Je pourrais multiplier les faits démonstratifs; mais cela me paraît inutile en présence des deux observations si probantes que je viens de faire connaître.

La forme névralgique de l'hyperémie pulmonaire n'est pas aussi rare qu'on pourrait le penser, comme état initial de la pneumonie.

En décembre 1861, j'ai observé à la Salpêtrière une femme âgée de 70 ans (salle Saint-Mathieu, n° 16) qui était atteinte depuis la veille d'une douleur excessive d'un côté de la poitrine, douleur lancinante par moments, augmentant par les inspirations et même par les mouvements du tronc et provoquant une anxiété des plus pénibles. Il y avait de la fièvre. L'exploration démontra bientôt l'existence des trois foyers douloureux d'une névralgie dorso-intercostale très-aiguë. A l'auscultation, on trouvait le bruit respiratoire très-affaibli et remplacé par des râles sibilants généralisés, mais plus nombreux du côté de la douleur que du côté opposé. Cet état s'améliora sous l'influence du tartre stibié et d'une potion diacodée ; mais le troisième jour il se déclara du même côté une pneumonie des plus manifestes.

Un autre malade, admis à Cochin en 1863 (salle Saint-Jean, n° 21), fut affecté d'une pneumonie franche *du poumon gauche*, après avoir présenté une congestion pulmonaire avec douleurs de névralgie dorso-intercostale *du côté droit* de la poitrine.

Les faits de ce genre, sans tenir compte de la forme particulière de la douleur, se présentent fréquemment dans la pratique. Je crois en effet pouvoir établir, d'après les faits que j'ai observés, que l'hyperémie pulmonaire précède habituellement la pneumonie et que, lorsqu'on ne la constate pas, c'est que l'on voit pour la première fois les malades trop tard, c'est-à-dire lorsque les signes de la simple congestion ont fait place à ceux d'une pneumonie évidente. C'est ce qui serait arrivé pour la femme de la salle Sainte-Marie (observ. XVI), si au lieu de la voir dès le début, je l'eusse explorée seulement le 3 février.

Dans les observations qui viennent d'être rapportées, il y a une particularité importante sur laquelle je dois insister. C'est que la congestion pulmonaire, tout en présentant les signes de l'hyperémie idiopathique, a persisté malgré le traitement que j'emploie avec succès contre cette dernière. Ceci arrive, ai-je dit à la fin de la première partie de ce travail, lorsque l'on a affaire à une congestion initiale d'une maladie plus grave que l'hyperémie.

Cette congestion peut donc ressembler complètement au premier abord à l'hyperémie pulmonaire idiopathique par son invasion et par ses signes. Mais je le répète, parce que c'est un fait capital : lorsqu'on voit en pareille circonstance la congestion, simple en apparence, persister le lendemain de l'emploi du vomitif et des ventouses scarifiées, il faut réserver le pronostic, et craindre l'apparition d'une pneumonie ou d'une autre affection aiguë.

La succession des signes physiques de la congestion et de la pneumonie n'est pas toujours facile à saisir. Le râle crépitant n'est pas, dans tous les cas, il s'en faut, l'annonce du début de l'inflammation pulmonaire comme l'a dit Laënnec. Il n'est pas

rare de constater dabord, comme premiers signes de la pneumonie, un bruit respiratoire fort, puis soufflant, avec apparition de
la bronchophonie et l'augmentation des vibrations thoraciques.
D'autres fois, les signes restent douteux, mais les crachats caractéristiques de la pneumonie viennent avertir l'observateur du dé-
veloppement de la pneumonie.

### B. *Congestion pulmonaire initiale dans d'autres maladies aiguës que la pneumonie.*

Ce n'est pas seulement au début de la pneumonie que l'hyperémie du poumon peut se montrer avec ses caractères ordinaires,
mais encore dans beaucoup d'autres conditions pathologiques.
Je ne puis actuellement, faute de faits recueillis, spécifier toutes
ces conditions Cela est d'ailleurs de peu d'importance. Il suffit
que le praticien soit prévenu qu'au début des maladies aiguës,
il peut rencontrer des congestions pulmonaires qui, par la persistance de la fièvre et des symptômes locaux, doivent être jugées
comme le prélude de maladies plus graves.

Tout récemment un malade fut admis à l'hôpital Cochin avec
un état fébrile intense, une douleur du côté droit de la poitrine,
dyspnée, souffle au sommet du poumon de ce côté, en arrière,
et râles sibilants disséminés. Ces phénomènes, à part la douleur
et le souffle respiratoire qui disparurent en vingt-quatre heures,
résistèrent au traitement habituel de l'hyperémie, ce qui me fit
annoncer l'imminence d'une maladie aiguë autre que la congestion. Les jours suivants, en effet, une fièvre typhoïde des mieux
caractérisées se manifesta et suivit son cours ordinaire.

Il en est ainsi pour bien des cas de maladies aiguës. Mais c'est
principalement au début des maladies aiguës des organes intra-
thoraciques que l'hyperémie pulmonaire initiale s'observe. Cela
est surtout vrai pour la bronchite, si souvent confondue jusqu'à
présent avec l'hyperémie. C'est par la congestion pulmonaire
initiale des maladies aiguës que l'on peut également expliquer,
comme je l'ai dit déjà, les prétendues pleurodynies compliquées
de bronchite, de pneumonie, de pleurésie, de péricardite.

## ARTICLE II. — CONGESTION PULMONAIRE CONSIDÉRÉE COMME ÉTAT CONCOMITANT HABITUEL DE CERTAINES MALADIES.

Les faits abondent, et l'on n'a que l'embarras du choix, lorsqu'il s'agit de démontrer que la congestion pulmonaire est un état pathologique habituel, un épiphénomène très-fréquemment observé dans le cours des maladies aiguës en général. Je veux plus particulièrement démontrer que, dans les conditions les plus variées de ce genre, on rencontre l'hyperémie toujours caractérisée au niveau du poumon par les signes physiques que j'ai fait connaître.

Pour passer en revue les conditions les plus ordinaires dans lesquelles on observe les congestions pulmonaires qui accompagnent les maladies, il ne faut pas perdre de vue que ces hyperémies se rencontrent principalement dans les maladies aiguës fébriles, dans lesquelles il existe une congestion pulmonaire, que j'ai dénommée *congestion fébrile primitive*, qui se manifeste dès le frisson initial, et qui constitue un phénomène constant de ces maladies.

L'hyperémie pulmonaire joue un rôle important à connaître comme élément concomitant :

1° Dans toutes les maladies aiguës intra-thoraciques autres que la congestion pulmonaire idiopathique ;

2° Dans les fièvres proprement dites ;

3° Dans d'autres maladies aiguës ou chroniques.

### A. Dans les maladies aiguës intra-thoraciques.

Voyons d'abord l'hyperémie pulmonaire qui accompagne la bronchite et la pneumonie.

1° *Dans la bronchite.* — La bronchite, comme la pneumonie, est constamment accompagnée de congestion pulmonaire plus ou moins considérable. J'ai démontré, à l'aide de faits cliniques dans lesquels la mensuration de la poitrine a été pratiquée à différentes époques de la maladie, que la bronchite est celle des maladies aiguës intra-thoraciques qui s'accompagne de la congestion pulmonaire la plus forte (1). En effet, j'ai trouvé que, dans cinq cas de bronchite bien caractérisée, il y avait au moment de la période d'état de la maladie un périmètre thoracique qui était en moyenne de 6 centimètres plus développé qu'à l'époque de la résolution de la bronchite. C'est dans cette affection que j'ai trouvé des ampliations relatives de 7 et 8 centimètres.

C'est là un premier point établi qui a une grande importance au point de vue de la concomitance de la congestion pulmonaire et de la bronchite. J'ai fait connaître les caractères distinctifs de ces deux affections à propos du diagnostic de la congestion pulmonaire idiopathique; je ne m'y arrête donc pas, en faisant observer que les caractères des deux affections se trouvent confondus dans la bronchite aiguë.

Mais en quoi consiste pendant la vie cette concomitance de l'hyperémie et de la bronchite? et quelle est l'influence réciproque que les deux états pathologiques exercent l'un sur l'autre? Telles sont les questions à examiner.

On peut dire que la gravité de la bronchite est en rapport avec le degré d'hyperémie pulmonaire qui l'accompagne. Ce n'est, en effet, que dans des cas exceptionnels que l'engouement des cavités aériennes par les mucosités, et le gonflement inflammatoire de la muqueuse, peuvent suffire à expliquer les phénomènes asphyxiques qui accompagnent les bronchites les plus aiguës et les plus graves : les bronchites capillaires généralisées, par exemple. C'est l'hyperémie plus ou moins prononcée des poumons qui en fait principalement la gravité, comme le prouvent les vérifications anatomiques, qui démontrent souvent que les cavités sont médiocrement encombrées de muco-pus, et que leurs parois n'ont pas subi un épaississement notable; il y a obstruction des conduits aériens, mais principalement par le sang qui congestionne le poumon et augmente son volume aux dépens des vides aériens, qui cèdent à la pression du sang accumulé dans le parenchyme pulmonaire.

Cette congestion, comme élément pathologique des catarrhes (comprenant la bronchite), n'avait pas échappé à Stahl. Jean

---

(1) Mémoire de 1851 (*Arch. gén. de méd.*), et *Recherches sur les variations de la capacité thoracique*, etc., déjà citées.

Juncker, un de ses élèves, qui a été le principal propagateur de ses doctrines, a été jusqu'à faire une simple congestion des affections catarrhales et rhumatismales (*Dissertatio de congestionibus vulgò catarrhis et rheumatismis.* In-4°; Halle, 1748).

Il résulte de l'aggravation de la bronchite par l'hyperémie que, dans le traitement, il faut, en pareil cas, tenir grand compte de l'hyperémie elle-même, et agir énergiquement contre elle.

2° *Dans la pneumonie.* — La pneumonie s'accompagne de congestion des poumons dans les parties non envahies par l'hépatisation. Cette proposition est mise hors de doute, pendant la vie, par la constatation des signes de l'hyperémie pulmonaire dans les parties non hépatisées du poumon affecté et même dans le poumon du côté opposé. Après la mort, l'anatomie pathologique vient confirmer cette explication ( par l'hyperémie ) des bruits respiratoires anormaux, en montrant que les parties congestionnées correspondent aux régions où ces bruits ont été perçus. Les deux observations suivantes sont des exemples remarquables, mais communs, de cette coïncidence de l'hyperémie et de l'hépatisation, constatée pendant la vie et vérifiée après la mort.

OBS. XVIII. — *Pneumonie de la base du poumon gauche: signes de congestion pulmonaire au sommet du poumon gauche et du poumon du côté opposé*[1].—Le nommé Pierre Paris, 42 ans, carrier, d'une forte constitution, habitué à des excès alcooliques, entra, le 4 avril 1864, à l'hôpital Cochin (salle Saint-Jean, n° 6). Il toussait depuis deux mois, sans éprouver d'autres phénomènes, lorsque le 29 mars, six jours avant son admission, il fut pris de frissons, avec vomissement, et d'une douleur du côté gauche de la poitrine. Il dut cesser ses occupations et venir à l'hôpital. La diminution de ses forces était telle que trois de ses camarades furent obligés de le soutenir dans le court trajet qu'il avait à faire.

Le lendemain de son admission, je trouve le malade en proie à du délire avec animation, avec un pouls régulier, à 120, médiocrement développé; la peau chaude, avec moiteur dans le dos. Le malade se relève assez facilement dans son lit; la langue est sèche et un peu tremblante; il y a de la soif, de l'anorexie.

(1) Il est question de ce malade et de celui qui fait le sujet de l'observation suivante, dans la conférence clinique *sur les phénomènes insolites de percussion dans la pneumonie*, que j'ai publiée dans la *Gazette des hôpitaux* de 1864, p. 357.

L'oppression est vive, la respiration haute et fréquente (à 48), mais diaphragmatique et costale. La toux est peu fréquente ainsi que l'expectoration ; les crachats forment au fond du crachoir une masse homogène et gluante, peu aérée, d'un jaune verdâtre sale, et demi-transparente.

La poitrine est bien conformée et sa sonorité est exagérée à la percussion au sommet du poumon gauche, en avant et en arrière, avec bruit de pot fêlé manifeste à la fin des inspirations sous la clavicule correspondante. Au même niveau, il y a une respiration faible avec ronflement et retentissement exagéré du bourdonnement de la voix, sans aucun souffle. Dans la fosse sous-épineuse du même côté, il existe aussi du ronflement sans souffle ni râle crépitant. Du côté droit, le bruit respiratoire est plus faible que du côté opposé, et de plus on constate au niveau de la racine des bronches droites une respiration légèrement soufflante dans les deux temps, sans retentissement augmenté de la voix.

*Limon.*, 2 *pots; saignée de* 200 *gr.*; *infus.*, 6 *gr. ipéca et eau*, 200 *gr.* (deux cuill. d'heure en heure) ; 1 *pil. op.*, 0,10 ; *vin de Bordeaux*, 150 *gr.*

Le 5 avril au soir : la saignée a été bien supportée et a fourni un caillot mou, avec couenne mince et transparente par places. Pas de vomissements par l'infusion d'ipéca, dont il a été pris seulement huit cuillérées environ. Il n'y a pas la moindre amélioration. Le délire a persisté toute la journée avec les mêmes caractères ; la fièvre est tout aussi forte, ainsi que l'oppression, et les traits de la face se sont profondément altérés. L'état local de la poitrine est le même. La nuit suivante, le délire continue, mais sans violence ; la respiration s'embarrasse de plus en plus, et la mort a lieu à six heures du matin.

*Autopsie* (vingt-huit heures après la mort). — Les deux poumons sont très-augmentés de volume, le gauche surtout. Un peu de liquide séreux dans la plèvre gauche, avec deux plaques pseudo-membraneuses récentes de 4 à 5 centimètres de diamètre, à la surface latérale moyenne du poumon. Hépatisation grise du lobe inférieur gauche, excepté à la base, où, dans une hauteur de 2 centimètres environ, il n'y a que de la congestion ; le tissu pulmonaire y est mou, d'un rouge brunâtre, et fortement imprégné de sang. Dans les petites bronches du lobe hépatisé, et à partir des troisièmes divisions bronchiques, il existe des caillots fibrineux ramifiés et non adhérents.

Le poumon droit n'est le siége d'aucune hépatisation, soit dans le voisinage de la racine des bronches, soit ailleurs. Il est seulement le siége d'une congestion générale qui produit son augmentation de volume, et sa coloration d'un rouge foncé.

Le cœur a son volume normal. Les cavités droites renferment un caillot d'un blanc jaunâtre, assez résistant, occupant l'oreillette et la moitié supérieure du ventricule, d'où il se prolonge dans l'artère pulmonaire, sur une longueur de 2 centimètres seulement.

Le cerveau ne présente de particulier qu'une infiltration séreuse considérable de la pie-mère et un épanchement analogue des ventricules. Rien du côté des intestins, du foie, de la rate. Reins anémiés en partie au niveau de la substance corticale, surtout du côté gauche.

La faiblesse du bruit respiratoire constatée pendant la vie, du côté droit de la poitrine, opposé à celui qui était le siége de l'hépatisation pulmonaire, doit manifestement être attribuée à la congestion pulmonaire constatée après la mort dans le poumon du côté correspondant.

Il en est de même du souffle existant pendant la vie à la racine des bronches du même côté, puisque ce souffle ne pouvait être attribué à un retentissement, aucun souffle bronchique n'existant au sommet du côté gauche.

Je dois ajouter ceci : que l'hépatisation occupait la base du poumon gauche, et qu'à l'autopsie, sa partie supérieure était simplement congestionnée. Or, à ce niveau, il existait pendant la vie, à la percussion, un son tympanique, et à l'auscultation, une respiration ronflante.

Ainsi, son tympanique, bruit respiratoire faible ou ronflant, souffle bronchique au niveau de la racine des bronches du côté simplement congestionné : tels sont les signes physiques constatés. Ces signes, que l'on trouve tous dans la congestion pulmonaire idiopathique, existent ici avec l'irrécusable légitimité que leur donne la vérification anatomique de l'hyperémie pulmonaire.

Dans l'observation suivante, les signes de la congestion sont plus nombreux encore et non moins légitimes.

Obs. XIX. — P..., âgé de 18 ans et demi, journalier, employé à piler du plâtre, a été admis, le 11 avril 1864, à Cochin (salle Saint-Jean, n° 7). Il avait dû quitter depuis un mois la profession de couvreur qu'il exerçait auparavant, parce qu'il était sujet à des vertiges qui ont fait tomber deux fois du toit où il travaillait, sans autres blessures qu'une entorse.

Il dit n'avoir jamais été malade antérieurement à sa maladie actuelle. Mais il a été depuis un an soumis à de grandes privations. Il a toussé tout l'hiver, sans toutefois être sujet à s'enrhumer fréquemment, quoiqu'il ait perdu, de phthisie pulmonaire, selon toute apparence, son père, sa mère et une sœur. C'est du moins ce qui paraît résulter de son interrogatoire.

Sans cause appréciable, il a été pris, le matin du 9 avril, de frissons suivis de chaleur, de céphalalgie et d'une douleur du côté droit de la poitrine, avec toux, oppression et crachats devenus sanguinolents dans la journée. Il se vit forcé de quitter ses occupations et d'entrer à l'hôpital deux jours après.

Le lendemain de son admission, 12 avril, il avait le teint animé, la respiration haute et fréquente (42 inspirations par minute), la peau chaude; le pouls était à 108, médiocrement développé. En même temps il y avait de l'anorexie, de la soif; la langue était blanche, la bouche amère.

Le côté droit de la poitrine était le siége d'une douleur péri-mammaire qui augmentait pendant les grandes inspirations et par la toux. La dyspnée était manifeste, la toux dure, brève, pénible, et le fond du crachoir présentait des crachats d'un jaune rougeâtre safrané, visqueux, adhérents et en partie aérés.

La percussion, douloureuse en avant des deux côtés, donnait un son mat à la base du côté droit en avant, à partir du mamelon, ainsi qu'en arrière au niveau de sa moitié inférieure. A cette matité bien nette se joignaient, en avant et en arrière, les signes d'une pneumonie franche : souffle tubaire intense, comme métallique, mélangé de râle crépitant sec à la fin de chaque inspiration, bronchophonie très-prononcée, vibrations thoraciques un peu plus accusées qu'à gauche.

De plus, sous la clavicule droite, du côté de la pneumonie, on notait que le son de percussion était manifestement exagéré d'intensité, comparativement au côté gauche. En même temps la percussion y produisait par intervalles un bruit de pot fêlé manifeste. Le bruit respiratoire était très-faible dans le même point.

Du côté gauche, non affecté de pneumonie, il existait un son tympanique dans le tiers inférieur en arrière à la percussion, et au même niveau une respiration simplement soufflante dans l'inspiration et l'expiration, sans retentissement exagéré de la voix. Un souffle doux comme le précédent, mais d'un ton plus grave, se constate au-dessus, au niveau de la racine des bronches, tandis qu'en avant, du même côté gauche, sous la clavicule, la respiration est vésiculaire, assez forte, avec expiration prolongée, et quelques râles ronflants fugaces. — *Gomm. sucr.*, 3 pots; 10 ventouses scarifiées (6 à droite, 4 à gauche); *jul. tart. stib.*, 0,30, et *sir. diac.*, 15 gr.; diète.

Le 13 avril, le malade se trouve mieux. La potion stibiée a été tolérée; il n'y a eu que quelques nausées et quelques selles. L'amélioration ne porte d'ailleurs que sur l'état général. La physionomie est plus calme, le pouls est descendu à 88; il y a moins de chaleur à la peau, et la respiration est à 36. Quant à l'état local, il est le même que la veille. Seulement le souffle n'existe plus en arrière à gauche qu'à la racine des bronches de ce côté, et au-dessous la respiration est vésiculaire avec expiration prolongée. — *Continuation de la potion stib.; bouillons.*

Du 13 au 16 avril, la prostration augmente; le malade ne peut s'asseoir seul. Je supprime l'émétique qui est remplacé par du vin de Bordeaux. L'état local s'est aggravé à droite, où la matité a gagné toute la hauteur du poumon en arrière, en même temps que le son est devenu moins clair sous la clavicule correspondante. Les signes de l'hépatisation pulmonaire se perçoivent dans tout le poumon droit.

Quant au poumon gauche, le souffle cesse d'être perçu à la racine des bronches de ce côté; mais il se montre de nouveau à la base, contre la colonne vertébrale, mais cette fois comme retentissement du souffle pneumonique du poumon hépatisé. Le bruit respiratoire est d'ailleurs puéril dans le reste du poumon gauche, avec expiration prolongée au sommet.

Un large vésicatoire est appliqué du côté droit de la poitrine, sans produire d'amélioration. Pendant les deux jours qui suivent, l'aggravation est au contraire des plus manifestes. Le pouls monte de 100 à 140, et devient filiforme; il survient de la somnolence; la respiration s'accélère et s'embarrasse de plus en plus; le souffle bronchique disparaît à droite pour être remplacé par des râles crépitants fins généralisés de ce côté, tandis qu'à gauche la respiration devint plus rude, en même temps que se montre de nouveau du souffle à la racine des bronches correspondantes.

Le malade meurt le 18 avril, sept jours après son admission.

A l'*autopsie*, je constate une hépatisation grise de tout le poumon droit, et une congestion prononcée de tout le poumon gauche, qui était infiltré d'un sang rouge-noirâtre, sans présenter de condensation de tissu particulière, soit à la base, soit dans le voisinage de sa racine. Dans ces points, comme partout ailleurs, il n'existait qu'une simple congestion.

La question est encore très-nettement résolue par cette observation. Après la mort, on constate une hépatisation générale au niveau du poumon droit, et une simple congestion également généralisée au niveau du poumon gauche. Du côté congestionné existaient, pendant la vie, une sonorité tympanique à la base en arrière, une respiration puérile avec expiration prolongée et des râles sonores fugaces, sous la clavicule; enfin, à la racine des bronches du même côté, un souffle bronchique semblable à celui qui a été trouvé chez le sujet de l'observation précédente.

On retrouve donc encore ici les signes manifestes de la congestion pulmonaire tels que je les ai décrits dans la congestion idiopathique.

Des résultats plus saisissants, à ce point de vue de la concomitance et de l'hépatisation dans l'un des poumons, et de la congestion pulmonaire dans le poumon opposé, se rencontrent quand on examine les faits en masse.

Si des résultats analogues à ceux que je vais signaler n'ont pas été formulés par les observateurs, c'est qu'on se borne à constater la plupart du temps les signes de la pneumonie, en considérant comme accessoires ou trop secondaires les résultats de l'exploration des autres régions de la poitrine, ou bien en les attribuant à une prétendue bronchite concomitante.

40 malades atteints de pneumonie aiguë simple, et dont j'ai réuni sans aucun choix les observations, m'ont fourni à l'analyse un premier résultat très-remarquable : c'est que, à l'exception des deux sujets les plus âgés (64 et 66 ans), tous les autres ont offert des modifications très-sensibles du bruit respiratoire du côté exempt de pneumonie. On ne pouvait songer à expliquer ces signes anormaux par une complication de bronchite, au moins pour le plus grand nombre des faits, car je n'ai constaté que dans 7 observations des râles sous-crépitants à la base du poumon, et encore ne furent-ils persistants que chez un très-petit nombre de sujets. Chez les 31 autres malades, on retrouvait, à la percussion et à l'auscultation, tous les signes que j'ai rencontrés dans la congestion pulmonaire simple.

C'était le tympanisme ou la submatité thoracique ; c'étaient par ordre de fréquence : l'expiration prolongée, la respiration plus ou moins affaiblie; la respiration puérile, sifflante ou ronflante, soufflante, les râles sous-crépitants, ou enfin la respiration granuleuse ou rude (1).

Le tympanisme avait le même siége que dans la congestion simple, à la base en arrière ou sous la clavicule en avant, et le

_____

(1) Ces signes ont été diversement combinés chez chacun des 38 malades en question. En considérant chaque signe isolément, j'ai compté :

Chez 25, l'expiration prolongée;
— 19, la respiration faible;
— 15, la respiration puérile;
— 14, la respiration sifflante ou ronflante;
— 7, la respiration soufflante;
— 7, des râles sous-crépitants;
— 4, la respiration granuleuse.

De plus, la sonorité à la percussion était tympanique dans *huit cas*, et il y avait une submatité plus ou moins étendue dans sept autres.

souffle s'est montré 4 fois sur 7 à la racine des bronches, où il était parfaitement distinct de celui de l'hépatisation, du côté opposé, comme timbre et comme siége. J'ai mis hors de cause les souffles qui n'étaient que la transmission du souffle pneumonique au poumon du côté opposé. Tous ces signes, le plus souvent multiples, ont eu d'ailleurs, dans beaucoup de cas, une succession irrégulière et une mobilité qui leur donne leur véritable signification comme expression de l'hyperémie pulmonaire.

Ces preuves de congestion pulmonaire dans le poumon non atteint par l'inflammation me semblent irrécusables. Disons en finissant qu'elles autorisent à établir comme règle générale que, lorsqu'il existe une hépatisation pulmonaire dans un pumon, il y a dans le poumon opposé une hyperémie facile à reconnaître, pendant la vie, aux mêmes signes que l'hyperémie idiopathique.

*3° Concomitance de la congestion avec d'autres affections aiguës intra-thoraciques.* — Sans énumérer toutes les maladies aiguës autres que la bronchite et la pneumonie, dans lesquelles il existe une congestion pulmonaire concomitante, je rappellerai que j'ai constaté l'existence de cette hyperémie dans la phthisie aiguë, dans certaines pleurésies, avec la péricardite aiguë, etc. Dans ces différentes conditions, les signes de percussion ou d'auscultation étaient ceux que je viens de rappeler pour la congestion qui accompagne la pneumonie.

**B.** *Congestion pulmonaire accompagnant les fièvres proprement dites.*

Ici la congestion pulmonaire a été signalée depuis longtemps, mais principalement au point de vue de l'anatomie pathologique. Dans mon mémoire de 1851 déjà cité, j'ai démontré que cette hyperémie existait dès le début de toutes les maladies fébriles, qu'elle était prouvée par une ampliation thoracique sensible à la mensuration, et reconnaissable à des signes de percussion et d'auscultation que j'ai rappelés.

Quoi qu'on en ait dit, ce n'étaient pas là des faits déjà connus, et l'on serait fort empêché de citer un auteur qui ait rattaché à l'ampliation thoracique dans les fièvres, les autres signes de la congestion pulmonaire (V. *Union médicale*, t. XXXI, p. 93; 1866).

L'existence de ces signes dans les fièvres offre une grande importance. Il n'est pas indifférent, en effet, de pouvoir bien étudier la congestion pulmonaire comme élément réel et plus ou moins grave de la maladie principale ; et il n'est pas moins nécessaire d'éviter la confusion diagnostique qui peut résulter de l'interprétation erronée des signes qui se rapportent à l'hyperémie.

Dans les fièvres, les troubles fonctionnels de cette hyperémie sont loin d'être aussi complets que ceux de la congestion pulmonaire idiopathique, et ils n'ont pas la même physionomie. Ainsi la douleur de côté fait le plus souvent défaut. Le plus souvent aussi il n'y a ni toux ni expectoration. Mais la dyspnée est quelquefois considérable et peut constituer un signe prédominant qui attire tout d'abord l'attention, comme une sorte de complication grave qu'il faut combattre dans sa cause. De plus, la congestion, liée à toute fièvre proprement dite *dès son début*, se continue avec elle et a, par suite, une marche et une durée plus longues que l'hyperémie pulmonaire simple. Elle n'offre pas non plus comme cette dernière une terminaison brusque par un traitement approprié. L'hyperémie des fièvres fait corps en quelque sorte avec la maladie dans des conditions que je rappellerai à propos des différents groupes de ces maladies.

Il n'est pas très-rare ici de constater anatomiquement un degré de congestion pulmonaire plus avancé que dans l'hyperémie idiopathique. Aux caractères anatomiques ordinaires de la congestion pulmonaire peuvent s'ajouter des suffusions sanguines sous-pleurales, des petites masses apoplectiformes de sang infiltré dans la trame du tissu pulmonaire, ou de véritables noyaux sanguins avec déchirure du poumon.

Mais le fait peu connu que je veux mettre en relief, c'est qu'ici, comme ailleurs, la congestion pulmonaire se manifeste toujours par les signes physiques de percussion, d'auscultation et de mensuration que j'ai rappelés.

La première notion d'un signe physique de la congestion dans les fièvres remonte à Avenbrugger. Il a signalé, en effet, le son *contre nature* (matité obtenue par la percussion) comme se montrant au début des exanthèmes avant l'éruption. Corvisart, son commentateur, dit avoir aussi constaté le même fait avec une dyspnée fatigante; et il attribue les deux phénomènes à un état nerveux « qui détermine une turgescence qui se porte aux poumons. »

Les passages dans lesquels ces deux auteurs signalent la submatité thoracique au début des exanthèmes fébriles étaient complétement passés inaperçus, lorsque je les ai rappelés en 1854, en attribuant la submatité à sa véritable cause : à l'hyperémie pulmonaire.

En même temps, j'indiquai des signes d'auscultation qu'on n'était pas dans l'habitude d'attribuer à l'hyperémie du poumon dans les fièvres. C'étaient le bruit respiratoire affaibli, son exagération, la respiration granuleuse, les râles sonores. Ces signes, on le voit, font partie de ceux que j'ai précédemment exposés.

Voyons rapidement comment se comporte l'hyperémie dans les différentes espèces de fièvres.

Dans nos climats, nous avons principalement à observer, comme fièvres habituelles, outre les fièvres éruptives : la fièvre éphémère, la fièvre dite gastrique ou embarras gastrique fébrile, la fièvre typhoïde, dont la détermination par M. Louis a si heureusement simplifié l'étude des fièvres proprement dites, le typhus, les fièvres intermittentes simples ou pernicieuses, et enfin les fièvres dites catarrhales, qui ont des modalités d'expression si diverses que l'on est loin d'être d'accord sur ses véritables caractères. Il en est de même de la fièvre synoque, qui me paraît toujours être tantôt une fièvre gastrique et tantôt une fièvre typhoïde légère.

Dans ces conditions si diverses, la congestion pulmonaire est un élément habituel de la maladie. Tout porte à croire qu'il en est de même des fièvres particulières aux pays chauds, et dont je n'aie pas à m'occuper spécialement ici.

Voyons d'abord cette hyperémie dans les fièvres éruptives.

### 1° Fièvres éruptives.

Je compte parmi mes observations 10 rougeoles, 3 scarlatines, 10 varioles ou varioloïdes, 1 miliaire et 3 érysipèles de la face, que je range parmi les fièvres exanthématiques. Dans toutes ces observations où sont notés les résultats de l'auscultation et ceux fournis par la percussion, il y a eu des signes stéthoscopiques anormaux. Or ce sont précisément ceux que j'ai dû attribuer à la congestion pulmonaire idiopathique.

. *Rougeoles.* — Il est généralement admis, comme fait d'observation journalière, que la rougeole se complique de bronchite. Mais cela doit s'entendre comme il faut comprendre ce qu'on dénommait bronchite, c'est-à-dire comme un état pathologique qui était tantôt une véritable inflammation de la muqueuse bronchique et tantôt une simple congestion pulmonaire plus ou moins considérable.

Sur mes 10 malades, 3 seulement eurent une véritable bronchite, caractérisée principalement par des râles sous-crépitants persistants à la base des deux poumons en arrière, et encore deux d'entre eux offrirent-ils d'abord des signes de congestion initiale : l'un simplement avec une respiration généralement très-affaiblie et de la dyspnée, l'autre avec une respiration sibilante ou ronflante généralisée.

Les 7 sujets atteints de rougeole avec simple congestion pulmonaire présentèrent comme signes d'auscultation : la respiration affaiblie, la respiration sibilante ou ronflante, le bruit respiratoire granuleux, une fois des râles sous-crépitants passagers. Un tympanisme thoracique, parfois extrême, a été noté chez quelques sujets, ainsi qu'une submatité thoracique (1). Enfin, la mensuration a montré que la résolution de la congestion coïncidait avec une rétrocession thoracique de 3, 4 et jusqu'à 8 centimètres sur le périmètre général.

Ce sont bien là les signes de l'hyperémie pulmonaire précédemment décrits.

Parmi les sujets atteints de rougeole, avec hyperémie pulmonaire sans bronchite, je rappellerai une malade qui occupait le lit n° 4 de la salle Sainte-Marie, à l'hôpital Cochin. C'était une

---

(1) Les signes dont il est ici question, pris isolément, ont présenté la fréquence suivante :

Chez 4, respiration affaiblie;
— 3, — sibilante ou ronflante;
— 3, — granuleuse;
— 1, râles sous-crépitants passagers.

Le tympanisme à la percussion a été constaté trois fois, et la submatité chez deux malades.

femme âgée de 27 ans, qui était habituellement bien portante
lorsqu'elle fut prise des premiers symptômes d'une rougeole le
12 janvier 1865. L'éruption s'étant montrée six jours après, elle
fut admise à l'hôpital. La manifestation cutanée de la rougeole
était parfaitement caractérisée : il y avait une toux modérée
sans crachats muco-purulents. A l'exploration de la poitrine on
constatait en arrière, du côté droit, une submatité manifeste, et
une faiblesse très-prononcée du bruit respiratoire des deux côtés;
à droite le bruit respiratoire était en même temps rude ou granuleux, et la toux provoquait l'apparition de quelques râles sonores. Nulle part il n'y avait de râles humides. Deux jours après,
alors que l'éruption commençait à pâlir, la submatité avait complétement disparu en arrière à droite, et il restait une faiblesse
du bruit respiratoire, qui persista seule assez longtemps.

Cette persistance des derniers signes de la congestion pulmonaire est variable dans la rougeole. J'ai vu à l'hôpital Saint-Antoine, en 1861 (salle Sainte-Marguerite, n° 27), une femme âgée
de 21 ans, qui fut atteinte d'une rougeole franche et bénigne,
dans la convalescence de laquelle je constatai la persistance
d'une toux peu prononcée, avec respiration granuleuse aux
sommets des deux poumons, sans aucun autre signe anormal.
Je crus d'abord à une phthisie pulmonaire commençante, car
ce signe persista pendant environ un mois. Mais cette respiration anormale n'était qu'un indice d'hyperémie. A la sortie, en
effet, qui eut lieu après un séjour de six semaines, il n'existait
plus rien d'anormal à l'auscultation de la poitrine depuis plusieurs jours.

L'existence des crachats muco-purulents nummulaires de la
rougeole a coïncidé avec une simple hyperémie pulmonaire,
aussi bien qu'avec la bronchite. Cela s'explique facilement. L'inflammation peut rester limitée, en effet, à la muqueuse laryn-
gienne où se sécrètent les crachats nummulaires, en même temps
que plus profondément il n'existe que de l'hyperémie; ou bien
l'inflammation s'étend à la muqueuse bronchique. Dans le premier cas, les crachats muco-purulents isolés nagent dans des
mucosités transparentes, dont la sécrétion doit être attribuée à
la congestion pulmonaire.

W.                                                            7

*Scarlatines.* — Dans les trois observations de scarlatine que j'ai recueillies, il y avait encore des signes manifestes de congestion. Dans l'une, j'ai noté une respiration faible des deux côtés de la poitrine, avec expiration prolongée et un souffle manifeste à la racine des poumons. L'angine ne gênait en rien la pénétration de l'air dans ces organes. Ces signes disparurent avec l'éruption scarlatineuse.

Dans la seconde observation, recueillie seulement au cinquième jour de l'éruption, il y avait un bruit respiratoire granuleux du côté gauche; il était disparu le huitième jour après le début de l'éruption, en même temps que la mensuration indiquait une rétrocession de plus de 2 centimètres dans le contour thoracique.

Enfin, le troisième malade, admis le lendemain d'une éruption scarlatineuse, régulière et bénigne, offrait comme signes de congestion pulmonaire une matité presque complète du côté gauche de la poitrine en arrière, et une faiblesse extrême du bruit respiratoire. Cela aurait pu faire croire à un épanchement pleurétique, malgré la bénignité des symptômes, mais il n'en était rien. Car le surlendemain, alors que l'éruption était en décroissance, le son était redevenu normal et la respiration naturelle partout.

*Varioles.* — Comme pour les rougeoles et les scarlatines, je trouve la congestion pulmonaire se manifestant par ses signes physiques habituels dans les dix faits de maladies varioleuses que j'ai recueillis. Ils comprennent non-seulement des cas de varioles vraies, avec fièvre secondaire et suppuration des pustules, mais encore et surtout des varioloïdes, ou varioles sans fièvre secondaire, qu'il y ait eu ou non vaccine antérieure.

De ces dix malades, recueillis sans parti pris et sans choix, il n'en est aucun qui n'ait présenté, je le répète, des signes de congestion pulmonaire. Mais ici, comme dans la plupart des cas des autres fièvres exanthématiques, la douleur du thorax a fait défaut.

Le son tympanique et la submatité de la poitrine, la repiration affaiblie, la respiration sibilante ou ronflante, la respiration exagérée ou puérile, ou bien granuleuse, l'expiration prolongée, et enfin le souffle à la racine du poumon, ont été observés chez ces malades, puis ont disparu avec les progrès de l'éruption variolique (1). En même temps, la mensuration indiquait une rétrocession de 3 à 4 centimètres et demi. On voit que la congestion n'a pas persisté aussi longtemps que dans la rougeole.

*Fièvre miliaire.* — Il est rare de rencontrer la fièvre miliaire simple dans les hôpitaux de Paris. Il n'en est pas de même dans d'autres contrées ; si bien qu'Avenbrugger prétend avoir surtout observé le *son contre nature* (matité) dans l'épidémie exanthématique de miliaire de 1760.

L'observation suivante, que j'ai recueillie à l'Hôtel-Dieu, en 1852, dans le service de M. Louis, est un exemple remarquable de cette maladie. Elle s'accompagnait d'une hyperémie qui s'annonça par des signes caractéristiques pendant la vie, et qui put être constatée après la mort.

OBS. XX. — *Fièvre miliaire avec signes de congestion pulmonaire. Mort ; autopsie.* — Un charbonnier, âgé de 32 ans, grand et fortement constitué, fut admis, le 5 septembre 1852, à l'Hôtel-Dieu (salle Sainte-Jeanne, n° 31).

Il était alors dans le délire et ne pouvait fournir de renseignements sur les antécédents. Mais la garde qui l'avait soigné nous fit savoir que, le 31 août, six jours avant l'admission, le malade se vit forcé de prendre le lit après avoir éprouvé des frissons, de la céphalalgie et des étourdissements ; il toussait aussi depuis quelques jours au moment de l'invasion. Il fut saigné, ce qui ne l'empêcha pas d'être pris le lendemain, 1er septembre, d'une douleur de côté et de toux plus fréquente ; il expectora aussi quelques crachats de sang pur.

Le 2 septembre, apparut l'éruption, qui se montra rapidement sur

---

(1) Quoique la répétition de ces notes relatives aux signes de la congestion puisse paraître monotone, je ne saurais les supprimer, car leur analogie fait justement leur plus grande importance.

Sur les 10 malades atteints de maladies varioleuses dont il est question, il y a eu :

Chez 8, respiration affaiblie ;
— 4, — sibilante ou ronflante ;
— 2, — puérile ou forte ;
— 2, — granuleuse ;
— 2, expiration prolongée ;
— 2, respiration soufflante à la racine des poumons.

Trois fois le son de percussion a été tympanique, et deux fois il y a eu une submatité en arrrière des deux côtés.

tout le corps et qui a persisté depuis. Il y eut en même temps du délire ; il y avait de la roideur et des crampes dans les membres supérieurs ; il y existait aussi des secousses convulsives passagères, même pendant le sommeil.

Le 3, de la diarrhée se joignit à ces symptômes sans qu'il y eût de météorisme du ventre. Cette situation grave se prolongeant, on le fit admettre le 5 septembre à l'Hôtel-Dieu.

A son admission, à quatre heures du soir, le malade avait du délire. Sa face était animée, son œil brillant et injecté, sa peau brûlante et un peu humide ; elle était le siége d'une éruption rouge générale. Le pouls, à 108, était mou et dépressible, la respiration haute et fréquente (à 36). Les premières réponses aux questions qui étaient faites au malade paraissaient justes, mais aussitôt elles devenaient délirantes. La langue était nette, mais tremblante, ainsi que les mouvements, sans qu'il y eût alors ni convulsions ni paralysie.

Une éruption de miliaire était généralisée à la tête, au tronc et aux membres : partout il existait une vive rougeur uniforme, excepté à la face, où elle était comme marbrée. Sur ce fond rouge, était semée une foule de petites vésicules, d'un millimètre au plus de diamètre, saillantes, d'une couleur jaune ou jaune blanchâtre, rapprochées sans être confluentes, plus nombreuses à la poitrine, au cou et sur les membres que dans les autres régions, et ne se montrant à la face qu'au milieu du front.

La poitrine n'était le siége d'aucune matité ; mais le bruit respiratoire était partout affaibli et embarrassé, sans aucun râle.

Dans la soirée, l'agitation augmenta, et l'on se vit obligé d'avoir recours à la camisole de force pour maintenir le malade. Il succomba le même jour à dix heures du soir.

A l'*autopsie*, faite trente-six heures après la mort, on trouva les poumons volumineux au point de se rejoindre par leur bord antérieur en avant du cœur. Ils étaient d'une couleur violet foncé, sans emphysème, présentant à la coupe une injection considérable, et laissant écouler par la pression un liquide sanguin non aéré, bien qu'ils fussent crépitants partout ; leur tissu était friable et surnageait dans l'eau, même pour les parties les plus injectées ; la coupe n'en était granulée nulle part. Les plèvres ne contenaient pas de sérosité.

Dans le péricarde, se trouvait une cuillerée de sérosité rougeâtre ; le cœur, très-flasque, avait ses cavités dilatées, sans hypertrophie et sans aucune lésion des orifices.

Les intestins étaient simplement injectés ; le foie était dur, exsangue en quelque sorte, couleur cuir de botte au niveau de son lobe gauche, mais sans granulations de cirrhose.

Le cuir chevelu, les os du crâne, les méninges et le cerveau lui-même étaient au contraire très-injectés, sans aucune autre lésion qu'un peu de sérosité rougeâtre dans les ventricules.

La faiblesse et l'embarras du bruit respiratoire doivent être évidemment rattachés à la seule lésion que l'on ait constatée ici au niveau des poumons, à l'hyperémie.

*Érysipèle de la face.* — J'ai constaté la congestion pulmonaire dans les trois cas d'érysipèle de la face que j'ai recueillis. J'ai rapporté un de ces faits dans mon mémoire de 1854 (obs. 3); la faiblesse du bruit respiratoire qui caractérisait l'hyperémie pendant l'éruption disparut en peu de jours, en même temps que le périmètre de la poitrine avait diminué de 6 centimètres et demi, conséquence d'une ampliation préalable due à la congestion pulmonaire.

Un autre malade eut une congestion analogue observée du cinquième au huitième jour ( respiration affaiblie, surtout aux sommets des poumons), et dont la résolution s'accompagna aussi du retour du bruit respiratoire normal et d'une rétrocession thoracique de 3 centimètres.

Enfin, une femme atteinte d'érysipèle de la face fut admise à Cochin en octobre 1863 (salle Sainte-Marie, n° 1), présentant pendant la vie des signes de congestion qui simulaient une bronchite; la simple congestion fut vérifiée par l'autopsie. Cette malade avait été envoyée de la Maternité, où régnait alors une épidémie grave d'érysipèle de la face, commé dans d'autres hôpitaux. La mort, rapidement survenue, avait été précédée de fièvre intense avec délire, prostration, et d'une gangrène du nez qui était survenue la veille du décès. L'auscultation de la poitrine avait fait entendre pendant la vie une respiration obscure mélangée de râles humides disséminés partout. A l'autopsie, je constatai une congestion pulmonaire considérable avec suffusion sanguine sous-pleurale, en arrière des deux poumons. Les bronches contenaient peu de mucus transparent, et leur muqueuse examinée avec soin était saine, ferme, mince et à peine injectée. On ne pouvait donc admettre qu'il y eût bronchite dans ce fait, malgré l'existence des râles humides généralisés. Il ne s'agissait évidemment que d'une hyperémie pulmonaire, solidaire de la maladie principale : de l'érysipèle de la face.

En résumé, les faits que j'ai observés m'autorisent à établir que, *dans les maladies exanthématiques fébriles*, la congestion pulmonaire, qui est un des éléments habituels de la maladie, se constatera pendant la vie à l'aide des signes de percussion et d'auscultation que j'ai précédemment décrits. Si l'on n'a pas habituellement tenu compte de ces signes, c'est que, dans certains cas, ils semblaient insignifiants parce qu'on ignorait leur valeur réelle. Telles sont, par exemple, la sonorité tympanique, plus fréquente que l'obscurité du son à la percussion, la respiration faible, l'expiration prolongée, la respiration granuleuse, la respiration soufflante au niveau de la racine des bronches.

Dans ces fièvres éruptives, l'hyperémie pulmonaire se montre dès l'invasion de la maladie, comme dans toutes les autres affections fébriles. Mais ici l'hyperémie offre ceci de particulier que, sauf dans la rougeole, elle a une durée plus courte, sa diminution commençant aussitôt que l'éruption s'est développée (1). Cela est d'accord avec l'existence éphémère de la matité qui a été signalée par Avenbrugger et Corvisart. Ce dernier observateur dit positivement que l'intégrité du son se rétablit à mesure que l'éruption se complète.

### 2° Fièvres non exanthématiques.

Une condition remarquable de l'hyperémie pulmonaire dans les exanthèmes fébriles, est donc de diminuer d'intensité dès que l'éruption cutanée s'effectue, puis de disparaître plus ou moins rapidement dans le cours de la maladie, excepté dans la rougeole.

Dans les fièvres non exanthématiques, l'hyperémie pulmonaire suit une autre marche. A partir du début de la maladie, elle se prolonge et l'accompagne dans son cours, de manière à en suivre les différentes phases.

Je ne m'arrêterai pas à la congestion pulmonaire considérée successivement dans toutes les espèces de fièvres de nos climats, dont j'ai donné précédemment l'énumération.

Je n'ai d'abord rien à dire de la fièvre éphémère, puisque je l'ai considérée comme la base fondamentale de la congestion pulmonaire idiopathique. (V. première partie : *Étiologie, Nature.*) Dans les fièvres intermittentes, l'hyperémie du poumon peut

---

(1) Voy. mon mémoire sur la capacité thoracique dans les maladies aiguës.

jouer un rôle prédominant; c'est ce qui arrive dans la forme asphyxique de la fièvre pernicieuse, comme on la signalé. Parmi les fièvres dites catarrhales, je citerai la grippe comme une maladie dans laquelle dominent les hyperémies viscérales, et principalement l'hyperémie pulmonaire, qui y acquiert souvent des proportions considérables.

Mais je dois entrer dans plus de détails au sujet des deux fièvres les plus communes de notre pays : l'embarras gastrique fébrile, et la fièvre typhoïde.

*Embarras gastrique fébrile.* Pour donner une idée précise de la coïncidence de l'hyperémie du poumon dans cette maladie, je ne saurais mieux faire que de commencer par rapporter les trois observations qui suivent.

Voici d'abord un fait qui ne diffère des exemples de congestion pulmonaire idiopathique que j'ai exposés que par la coïncidence des signes de l'embarras gastrique.

Obs. XXI. — *Embarras gastrique fébrile, avec congestion pulmonaire intense.* — Un jeune chaudronnier, âgé de 20 ans, d'une bonne constitution, et bien portant jusqu'au début de la maladie qui l'amenait à l'hôpital, fut admis, le 20 avril 1863, à Cochin, et couché au n° 2 de la salle Saint-Jean.

Il avait été pris subitement, dans la nuit du 18 au 19 avril, de frissons suivis de chaleur, avec malaise, courbature et douleur sousmammaire du côté droit de la poitrine. Il eut aussi au début un vomissement qui ne se renouvela pas jusqu'à l'admission, mais son état resta le même.

Le 21 avril, lendemain de son admission, je trouvai le malade en proie à une dyspnée considérable, dans un état d'anxiété et d'agitation extrêmes, mais sans délire, accusant une céphalalgie intense et une insomnie complète; il avait eu une épistaxis. Le pouls était à 112, la peau chaude, la langue blanche et pâteuse; il y avait une perte complète d'appétit et même du dégoût pour toute alimentation; il y avait eu depuis la veille plusieurs vomissements bilieux.

A la dyspnée se joignait une douleur thoracique, vive, au-dessous du mamelon droit, douleur exagérée surtout par les mouvements du tronc, par les grandes inspirations et par la toux. La toux était rare et avait fourni quelques crachats muqueux sans traces de sang.

Du côté droit de la poitrine où siégeait la douleur, il existait une sonorité tympanique en avant sous la clavicule, au niveau de la deuxième côte principalement ; en arrière, la respiration était forte au sommet avec retentissement exagéré de la voix et de la toux. Au-dessous, à

la partie moyenne, l'expiration était prolongée et légèrement soufflante. Les vibrations thoraciques étaient égales des deux côtés. Bruit
respiratoire faible du côté gauche.— Gom. suc.; tartre stib., 0 gr. 10;
ventouses scarifiées à droite ; diète.

Le 22 avril, les ventouses de la veille ont fourni environ 125 gr.
de sang, et le vomitif a produit plusieurs vomissements et plusieurs
évacuations alvines.

Une véritable transformation se remarque dans l'état du malade.
Le pouls n'est qu'à 88, la respiration est calme, l'anxiété et l'agitation
n'existent plus. Il n'y a plus de douleurs que dans les grandes inspirations; la toux est presque nulle ; seulement quelques crachats muqueux et transparents. La sonorité est partout naturelle et égale des
deux côtés, et à droite le murmure respiratoire est faible en avant, et
n'est pas plus fort en arrière que du côté opposé, sans que l'on retrouve l'expiration soufflante et le retentissement vocal exagéré qui
ont été constatés la veille à l'auscultation.

Fig. 7.

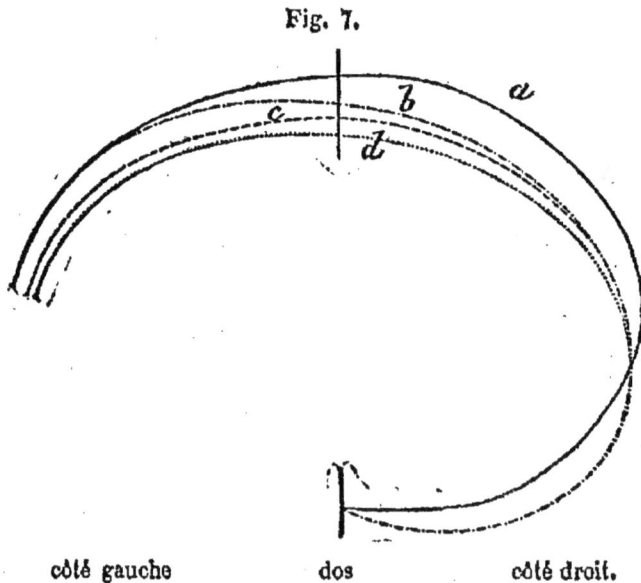

côté gauche          dos          côté droit.

En même temps la mensuration cyrtométrique démontre que, depuis la veille, le périmètre thoracique a diminué de 2 centimètres, et
le diamètre antéro-postérieur de 20 millimètres (fig. 7, de *a* en *b*).

23 avril: sueurs très-abondantes la nuit précédente. La guérison
est complète. Le cyrtomètre révèle une rétrocession nouvelle (fig. 7,
de *b* en *c*), tandis que la percussion et l'auscultation fournissent des
résultats normaux des deux côtés, ce qui persiste jusqu'au 27, jour
de la sortie.

Le cyrtomètre démontre que la poitrine a subi une nouvelle rétrocession (fig. 7, de *c* en *d*), ce qui porte à 5 centimètres la diminution
du périmètre thoracique pendant les six jours de séjour à l'hôpital

et à 3 centimètres la diminution dans le sens du diamètre vertébro-mammaire droit.

Voilà une congestion pulmonaire manifeste qui a cédé aussi rapidement qu'une hyperémie idiopathique, et qui était cependant liée à un embarras gastrique fébrile. Cette rapidité de la disparition des phénomènes s'explique par cette particularité que la congestion du poumon ou la fièvre gastrique, prises à part, cèdent souvent aussi facilement l'une que l'autre à l'emploi des vomitifs. La douleur thoracique s'est montrée dès le début, dans ce fait, du côté droit où prédominaient les autres signes de l'hyperémie.

Cependant cette douleur peut faire complétement défaut, comme chez beaucoup des malades qui présentent une hyperémie pulmonaire non idiopathique. Cette absence de douleur thoracique avait lieu chez le sujet de l'observation ci-après.

OBS. XXII. — *Embarras gastrique fébrile; congestion pulmonaire* (1). — Le 4 mai 1863, est admise à l'hôpital Cochin (salle Saint-Philippe, n° 10) une femme âgée de 68 ans, malade depuis la veille seulement.

Ayant éprouvé une forte émotion en assistant à la mort de son mari, elle a été prise, peu après, de malaise, de céphalalgie, de frissons et de vomissements bilieux ; la persistance des accidents, à l'exception toutefois des vomissements, qui ont été remplacés par de l'anorexie, l'a forcée à entrer à l'hôpital.

Le 6 mai, trois jours après l'invasion de la maladie : fièvre assez vive, un peu de céphalalgie, absence d'appétit, dégoût des aliments, ventre souple, indolent; langue chargée d'un enduit blanchâtre, un peu de toux sans expectoration et sans douleur thoracique.

La percussion fournit un son manifestement tympanique des deux côtés de la poitrine en arrière, avec faiblesse du murmure respiratoire partout, et quelques râles sonores disséminés.

Je prescris, comme médication active, un vomitif (*ipéca*, 1 gr. 50, *et tartre stib.*, 0,05) qui produit cinq vomissements.

Le lendemain 7 mai, la malade se trouve très-abattue ; le bruit respiratoire, au lieu d'être faible dans toute l'étendue de la poitrine, comme la veille, est au contraire plus fort que dans l'état normal, du côté droit, et en même temps moins faible du côté gauche. Il n'y a plus trace de râles sonores ni de toux ; la langue est plus nette.— *Eau vin.; vin de quinquina; bouill.; potages.*

_____

(1) Observation recueillie par M. Rigal, interne du service.

Le jour suivant, la sonorité tympanique a presque disparu des deux côtés ; le bruit respiratoire est redevenu faible à droite, et il y a de l'expiration prolongée; absence complète de fièvre, langue humide et nette.

Vingt-quatre heures après, le 9 mai, tout est rentré dans l'état normal. Le son est égal et naturel des deux côtés, sans exagération d'intensité ; la respiration est également normale ; il n'y a plus, en un mot, trace de congestion pulmonaire ni d'embarras gastrique.

La sortie de l'hôpital a lieu le 11 mai.

Je crois devoir faire suivre cette observation, dans laquelle on voit l'hyperémie pulmonaire céder moins brusquement au traitement que dans l'observation 21, d'un fait remarquable en ceci que les deux genres de douleurs (névralgique et musculaire) ont caractérisé la congestion pulmonaire liée à la fièvre gastrique, comme dans certaines pneumonies que j'ai rappelées plus haut.

OBS. XXIII. — *Congestion pulmonaire avec douleur névralgique, liée à un embarras gastrique fébrile ; recrudescence passagère de la congestion avec douleur non névralgique.* — Le 1er juin 1865, entrait dans mon service, à Cochin (salle Saint-Philippe, 22), une femme âgée de 51 ans, journalière, se disant malade depuis le 27 mai. Ce jour-là, elle avait ressenti brusquement, en travaillant, des frissons et une douleur aiguë à l'épigastre et vers le dos, douleur augmentant par les mouvements respiratoires. Cette douleur persistait depuis le début. Le même jour, étaient survenues de la toux et de l'oppression.

Le lendemain de son entrée, le 12 juin, sixième jour de la maladie, le pouls est à 92 ; la peau est moite, il y a quelques nausées, la langue est blanche, les garde-robes sont naturelles ; la dyspnée est prononcée (respiration à 36), mais la malade se plaint exclusivement de sa douleur. Il y a un peu de toux et expectoration de mucosités transparentes occupant le tiers d'un crachoir.

La palpation fait découvrir des foyers limités de douleur névralgique en arrière, à droite, contre la colonne vertébrale, au niveau du sixième espace intercostal, et, en avant, à l'épigastre, à droite de la ligne blanche. Il n'existe pas de foyer moyen.

A la percussion, sonorité tympanique généralisée partout, en avant et en arrière, mais manifestement plus prononcée en arrière, à gauche, du haut en bas.

L'auscultation fait entendre une respiration sifflante ou ronflante, disséminée partout, en avant et en arrière, des deux côtés, excepté dans le tiers inférieur du côté gauche, où le bruit respiratoire est simplement faible ; mais, du côté droit, la respiration est plus embarrassée qu'à gauche, et, en outre des râles sonores généralisés de ce côté, il y a quelques bulles de râle sous-crépitant, en arrière, à la partie moyenne. La cyrtométrie fournit une courbe régulière de la poitrine, dont le périmètre est de 65 centimètres. (Fig. 8, tracé *a*.) — Ipéca, 1 gr. 50, et tartre stib., 0,05 ; six ventouses scarif.; potage et bouill.

Fig. 8.

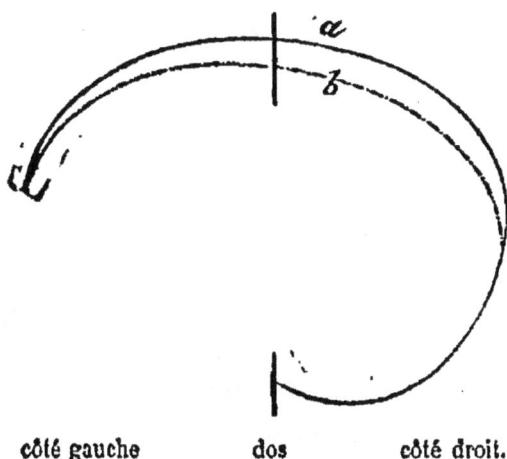

côté gauche      dos      côté droit.

Le 3 juin, je constate une véritable transformation depuis la veille. Le vomitif a provoqué trois vomissements ; les ventouses ont été appliquées auparavant. Le pouls est calme et naturel ; il en est de même de la respiration. Il y a de l'appétit et un sentiment de faiblesse. La nuit a été excellente.

Il n'y a plus de douleur, même à la pression, dans les points où on la provoquait. Il n'y a que trois crachats muqueux insignifiants dans le crachoir depuis la veille. L'auscultation révèle partout, dans la poitrine, une respiration vésiculaire et pure ; il n'y a plus traces de râle ronflant ou sifflant, ni de râle sous-crépitant localisé du côté droit. Le cyrtomètre indique, par rapport au jour précédent (fig. 8, de *a* en *b*), une diminution de 1 centimètre et demi dans le périmètre de la poitrine, et de 1 centimètre dans le diamètre antéro-postérieur. — Vin de Bordeaux, une portion d'aliments.

La guérison ne se dément pas jusqu'à la sortie, le 19 juin ; seulement, deux jours avant de quitter l'hôpital, la malade se plaint d'une douleur du côté gauche de la poitrine, sans que la pression y puisse découvrir de point douloureux. Cependant la respiration devient en même temps plus faible de ce côté, comparativement au côté droit ; mais tout a disparu sans traitement nouveau au bout de deux jours.

Nous retrouvons encore dans ce fait un ensemble de signes d'hyperémie pulmonaire qui nous sont connus. Une particularité mérite d'être relevée ; c'est que, dans la rapide convalescence qui a suivi le traitement, une douleur est apparue du côté gauche de la poitrine sans foyer distinct comme ceux constatés d'abord à droite. A mon avis, il s'est alors opéré une recrudescence d'hyperémie légère au niveau du poumon gauche, hyperémie rendue manifeste par la coïncidence d'un affaiblissement du bruit respiratoire du même côté, ce signe étant apparu avec la douleur et ayant été passager comme elle.

Dans plusieurs des observations que j'ai rapportées dans cette seconde partie de mon travail, j'ai constaté l'existence de la congestion pulmonaire à douleur névralgique, soit au début, soit dans le cours de maladies différentes. Le sujet de la dernière observation a même présenté les deux variétés de douleurs que ai signalées dans l'hyperémie pulmonaire idiopathique. Ces résultats me semblent lever tous les doutes, si l'on a pu en conevoir, sur la légitimité des deux formes de congestion que j'ai basées sur le caractère de la douleur dans la première partie de ces recherches.

Si maintenant je réunis les neuf observations d'embarras gastrique fébrile, pour y relever les signes de congestion pulmonaire qu'elles présentaient, je trouve encore ici les signes d'auscultation, de percussion et de mensuration que j'ai attribués à l'hyperémie idiopathique. Il n'y manque que la respiration rude ou granuleuse (1).

*Fievre typhoïde.* — Dans cette maladie fébrile, qui a une durée beaucoup plus longue que la précédente, la congestion pulmonaire se prolonge aussi plus longtemps. Cela tient à ce que l'hyperémie du poumon constitue un élément constant de l'affection typhoïde, dont elle accompagne les progrès croissants, la période d'état et la décroissance, en suivant une marche en quelque sorte parallèle.

---

(1) La fréquence relative de ces différents signes a été la suivante dans les 9 faits :

      Dans 7, respiration sibilante ou ronflante;

    — 6,    —     affaiblie;

    — 3,    —     forte ou puérile;

    — 2, expiration prolongée;

    — 1, respiration soufflante à la racine du poumon;

    — 1, râles sous-crépitants passagers.

Enfin il y a eu 4 fois de la submatité thoracique, et 3 fois une sonorité tympanique.

Les signes de la congestion sont encore ici les mêmes que ceux que j'ai indiqués précédemment. On les a considérés trop longtemps comme des signes de bronchite, quoique très-souvent la toux manque d'une manière absolue. On doit aussi expliquer par une simple hyperémie les prétendues pneumonies bâtardes, hypostatiques, catarrhales, qui s'observent chez certains malades atteints de fièvre typhoïde, comme le démontrent si bien les autopsies.

Je prends au hasard quinze de mes observations de fièvre typhoïde, dans le cours desquelles j'ai noté avec soin les signes fournis par la percussion et l'auscultation. Or, dans toutes, je trouve les signes habituels de la congestion pulmonaire.

A la percussion, le tympanisme; et à l'auscultation, la faiblesse du bruit respiratoire et la respiration sifflante ou ronflante, ont été les phénomènes observés le plus fréquemment. Trois fois sur quatre, la respiration soufflante occupait encore la racine des bronches (1).

La congestion pulmonaire, constante dans les fièvres typhoïdes, y est quelquefois très-considérable. Elle constitue, chez certains sujets, un ensemble de phénomènes thoraciques tellement prédominants, qu'ils ont fait considérer la maladie comme affectant alors une forme spéciale, la forme dite thoracique ou pectorale.

En dehors des faits de ce genre, sans qu'il y ait par conséquent de prédominance extraordinaire des phénomènes thoraciques, l'hyperémie des poumons est parfois très-prononcée, comme le démontre la mensuration cyrtométrique. C'est ce qui a eu lieu dans l'observation que je vais rapporter.

---

(1) Parmi les signes d'hyperémie pulmonaire pris isolément, j'ai compté, sur es 15 sujets atteints de fièvre typhoïde :

Chez 12, respiration affaiblie;
— 8, — sifflante ou ronflante;
— 6, expiration prolongée;
— 4, respiration soufflante;
— 4, râles sous-crépitants;
— 1, respiration puérile;
— 1, — granuleuse ou rude.

Quant aux signes de percussion, la sonorité était tympanique dans *dix cas*, et existait une submatité dans *deux autres* seulement.

OBS. XXIV. — *Fièvre typhoïde; congestion pulmonaire considérable.*
— Une jeune fille âgée de 20 ans, domestique, d'une belle constitution, fut admise, le 25 août 1856, à l'hôpital Lariboisière (salle Sainte-
Mathilde, n° 6), pour une fièvre typhoïde datant de huit jours, et de
médiocre intensité.

Elle était à Paris depuis trois ans et n'avait jamais été malade. Il
y avait eu au début de la fièvre, avec perte d'appétit, un vomissement sans diarrhée, une céphalalgie intense et de l'insomnie. Un
vomitif donné d'abord n'avait produit aucune amélioration ; et elle
avait été portée à l'hôpital vers le huitième jour. Le pouls était alors
à 132, la respiration haute, à 28, la langue blanche, et il n'y avait ni
météorisme, ni douleur, ni gargouillement au niveau des fosses ilia-
ques.

Malgré la dyspnée apparente, il n'y avait ni toux, ni expectoration.
Mais la percussion de la poitrine produisait une submatité des deux
côtés en arrière, et l'auscultation faisait percevoir une faiblesse du
bruit respiratoire vers les bases, tandis que dans le reste du thorax,
en avant et en arrière, il existait des râles sibilants d'autant plus
nombreux et plus forts qu'on les constatait vers les sommets. Il n'y
avait ni souffle ni aucun râle humide, et le retentissement de la voix
était affaibli des deux côtés.

Fig. 9.

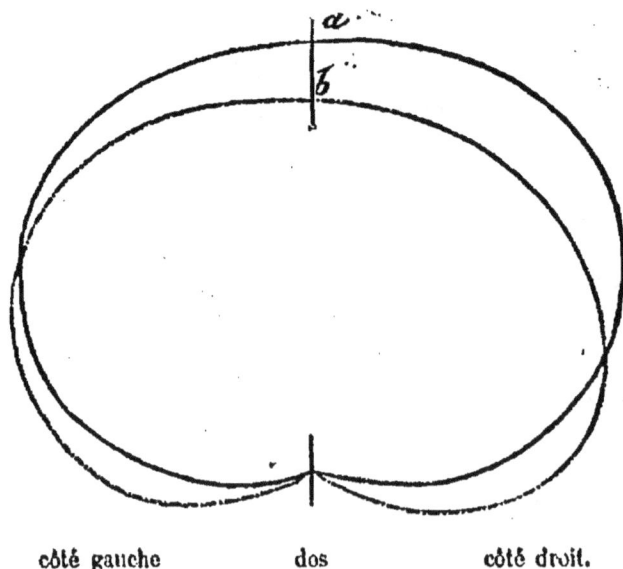

côté gauche          dos          côté droit.

Je crus avoir affaire au premier abord à un embarras gastrique
fébrile ; mais la persistance de la maladie après l'administration d'un
nouveau vomitif, la persistance de la fièvre et l'existence de taches
rosées lenticulaires et de sudamina sur l'abdomen, me firent admettre
l'existence d'une fièvre typhoïde légère.

Le 31 août, quinzième jour de la maladie, commença la convalescence. Le pouls était descendu à 84, la respiration à 18, la submatité thoracique et les râles sonores avaient disparu, en même temps que la mensuration indiquait une rétrocession remarquable de la poitrine. Son périmètre n'avait diminué, en effet, que de 1 centimètre et demi depuis l'admission, mais en même temps le diamètre antéro-postérieur avait diminué de 3 centimètres ! (Fig. 9, de *a* en *b*.)

L'absence de météorisme chez cette malade, pendant toute la durée de son séjour à Lariboisière, éloigne l'idée d'attribuer l'ampliation thoracique existant à l'admission à une distension de la base de la poitrine due à une accumulation de gaz dans les organes abdominaux, et la rétrocession constatée au moment de la convalescence à la disparition d'un météorisme. C'est bien à une congestion pulmonaire, existant lors de l'entrée de la malade et disparue avec les autres phénomènes de la fièvre typhoïde, qu'il faut attribuer l'ampliation et la rétrocession de la poitrine. Avec l'ampliation coïncidaient d'ailleurs une submatité et des râles sonores généralisés, et, avec la rétrocession, la disparition de cette submatité et de ces mêmes râles, ainsi que le retour du bruit vésiculaire de la respiration. Ce double rapprochement, avec l'absence de la toux et de l'expectoration, ne laissait aucun doute sur la signification des résultats fournis par la mensuration.

Dans aucun des cas de fièvre typhoïde que j'ai observés pendant les dernières années, je n'ai vu les signes de l'hyperémie pulmonaire faire défaut. On peut donc considérer cette concomitance comme habituelle.

### C. *Congestion pulmonaire accompagnant d'autres maladies aiguës ou chroniques.*

Indépendamment des affections intra-thoraciques aiguës et des fièvres proprement dites, il y a encore une foule de maladies dans lesquelles l'hyperémie des poumons est un élément habituel qui mérite d'attirer l'attention.

Par cela même qu'une maladie s'accompagne de fièvre, il y a congestion pulmonaire dans les conditions que j'ai fait connaître : c'est une proposition générale qui me dispense de faire la fastidieuse énumération de toutes les maladies aiguës fébriles dont je n'ai pas encore parlé dans cet article. Mais il en est aussi dans lesquelles la fièvre ne joue aucun rôle ou n'a qu'un rôle secondaire, et qui, cependant, s'accompagnent manifestement d'hyperémie pulmonaire. J'ai à rappeler à ce propos le choléra et les altérations aiguës du sang par des poisons, des virus ou des venins, dans lesquelles on a constaté anatomiquement la congestion pulmonaire. Quels sont les signes de cette congestion pendant la vie? Ils ne diffèrent pas sans doute de ceux que j'ai signalés dans d'autres conditions pathologiques : c'est du moins ce que l'analogie doit faire croire jusqu'à preuve contraire. M. Jules Besnier a confirmé cette manière de voir en constatant quelques-uns de ces signes dans la forme dite *asphyxique* du choléra (*Arch. gén. de méd.*, septembre 1866).

Les troubles mécaniques de l'hématose, soit aigus, soit chroniques, qui surviennent par le fait des maladies thoraciques ou abdominales, peuvent aussi s'accompagner d'hyperémie. Mais parmi ces causes, qui agissent par déplacement ou refoulement des organes, ou par obstacle plus ou moins durable apporté à la circulation pulmonaire, je dois rappeler en première ligne les affections organiques du cœur. Cette concomitance étant des plus communes dans la pratique, il est utile de m'y arrêter.

Les troubles dynamiques qui résultent des maladies du cœur peuvent produire par eux-mêmes des congestions pulmonaires. Hope a mis ces congestions au nombre des phénomènes résultant du ralentissement de la circulation dans la dégénérescence graisseuse du cœur. Mais ce sont principalement les rétrécissements des orifices du cœur gauche, occupant une si large place dans les lésions cardiaques, qui sont une des causes les plus incontestables d'une hyperémie pulmonaire concomitante. Que le rétrécissement occupe l'orifice auriculo-ventriculaire gauche dit mitral, le sang s'accumule mécaniquement en amont du passage rétréci, dans l'oreillette gauche, dans les veines pulmonaires et par suite dans les poumons; sans compter l'engorgement sanguin en deçà du poumon, dans les veines caves et leurs dépendances, d'où résulte la congestion passive ou l'infiltration séreuse des différentes parties du corps. Il en est de même des rétrécissements de l'orifice aortique; seulement, l'engorgement sanguin dans le ventricule gauche s'ajoute à ceux que je viens d'énumérer.

L'hyperémie pulmonaire qui accompagne les rétrécissements des orifices est permanente comme la cause qui la détermine (1).

Il ne résulte pas, comme conséquence nécessaire de ce que je viens de dire, que l'hyperémie pulmonaire n'ait lieu que lorsqu'il existe des signes de gêne circulatoire très-étendus. On peut constater la congestion des poumons alors qu'il n'y a ni congestion apparente du foie, ni cyanose, ni œdème. Mais elle est constante quand ces derniers phénomènes existent.

On reconnaît ici encore la congestion pulmonaire aux signes que j'ai précédemment indiqués. En réunissant au hasard douze observations d'affections organiques du cœur avec hyperémie pulmonaire, j'ai trouvé que les signes les plus fréquents avaient été l'expiration prolongée et le souffle que j'ai signalé à la racine des bronches. Puis venaient, par ordre de fréquence : la respiration faible et la respiration sifflante, les râles humides sans l'expectoration de la bronchite, la respiration puérile, et la respiration granuleuse.

A la percussion, la sonorité tympanique, pas plus que la submatité passagère, n'ont fait défaut.

Ainsi la similitude des signes physiques d'hyperémie pulmonaire est aussi nette dans les affections organiques du cœur que dans les autres groupes de maladies précédemment étudiées. Mais ce qu'il y a eu de remarquable dans les faits qui m'occupent actuellement, c'est la fréquence du souffle prévertébral au niveau de la racine des bronches. Il a existé, en effet, dans plus de la moitié des cas (2).

---

(1) On a donné à ce genre d'hyperémie pulmonaire la dénomination singulière de *congestion hydraulique*.

(2) Les signes de congestion pulmonaire que j'ai constatés chez les 12 malades atteints d'une affection organique du cœur étaient les suivants :

Chez 7, l'expiration prolongée;
— 7, la respiration sifflante, ayant occupé six fois la racine
des bronches;
— 5, — faible;
— 5, — sibilante;
— 4, des râles sous-crépitants;
— 2, la respiration puérile;
— 2, — granuleuse ou rude.

Dans *quatre cas*, il y a eu une sonorité tympanique localisée, et dans *un seul fait* une submatité passagère.

W.                                                      8

Chez un des malades qui ont présenté le souffle à la racine des bronches comme signe d'hyperémie pulmonaire, l'autopsie est venue démontrer qu'il n'y avait aucune autre lésion anatomique du poumon que l'hyperémie.

OBS. XXV. — *Affection organique du cœur ; congestion pulmonaire avec souffle à la racine du poumon droit. Autopsie.* — Un typographe, âgé de 32 ans, d'une constitution assez forte, au teint pâle, et qui, plus d'un mois avant son admission à Cochin (1864), avait eu une varioloïde, était affecté d'une dyspnée habituelle qui avait augmenté et s'était accompagnée de palpitations à la suite d'un effort violent pour porter un lourd fardeau. Cette aggravation de la dyspnée habituelle était antérieure à la varioloïde. L'auscultation du cœur faisait percevoir une irrégularité dans le rhythme des bruits, et un dédoublement du premier bruit ; de plus, par moments on entendait distinctement un souffle au second bruit du cœur.

Le 24 mars, sans que le cœur ait présenté rien de particulier à l'exploration, le malade fut pris rapidement d'une dyspnée considérable. A l'auscultation, le lendemain, il existait au niveau du poumon droit une respiration rude, granuleuse à la base en arrière, et au niveau de la racine des bronches du même côté (supérieurement contre la colonne vertébrale) un souffle pur, très-fort dans les deux temps de la respiration, avec voix soufflée dans le même point. Rien de semblable n'existait dans le point correspondant du côté gauche, où la respiration était très-faible partout, sans autre signe anormal. — 2 grammes de poudre d'ipéca et des ventouses sèches ne produisirent aucune amélioration, et le malade succomba le même jour.

A l'autopsie, il y avait une congestion prononcée des deux poumons, qui étaient volumineux et ne contenaient pas de tubercules. Aucune lésion particulière n'existait au voisinage de la racine des bronches du poumon droit. Le cœur présentait, comme lésion principale, un épaississement notable de la valvule mitrale, et une rigidité qui tenait principalement à ce qu'il existait dans son épaisseur plusieurs plaques fibro-cartilagineuses de 3 ou 4 millimètres de diamètre. En même temps l'endocarde, au niveau de l'orifice mitral rétréci, était manifestement épaissi par lui-même et par des exsudats pseudo-membraneux anciens.

Je m'abstiens de citer d'autres faits ; car on peut voir journellement des malades atteints d'affection cardiaque présenter des signes de congestion pulmonaire. Il faut donner ici, comme dans les fièvres, un sens très-large à cette dénomination, car elle comprend non-seulement les hyperémies proprement dites, mais encore de prétendues bronchites et surtout les pneumonies *catar-*

*rhales, bâtardes*, que l'on admettait pendant la vie comme pneumonies, en raison de la constatation du souffle et des râles; puis
que l'on qualifiait de pneumonies bâtardes ou catarrhales après
l'autopsie, parce que celle-ci démontrait qu'il n'y avait pas de
pneumonie, mais simple congestion.

Quant aux maladies chroniques autres que les affections du
cœur, dans lesquelles la congestion pulmonaire est un élément
concomitant de la maladie, elles sont nombreuses. Toutes celles
qui ont leur siége anatomique dans la cavité thoracique, ou plus
particulièrement dans les poumons eux-mêmes, doivent être
mises au premier rang. Une énumération détaillée offrirait, à
mon avis, peu d'intérêt. Elle ne rendrait pas plus manifeste
l'importance de l'hyperémie pulmonaire comme élément commun et très-fréquent d'un grand nombre de maladies, où elle
s'annonce par les signes physiques que j'ai signalés, et cela avec
une conformité de manifestation qui a dû frapper le lecteur.

On s'étonnera peut-être que je n'insiste pas davantage sur
certaines de ces conditions pathologiques, et que j'en passe d'autres sous silence. Mais il ne faut pas oublier que je ne m'occupe
dans cet article que de la concomitance *habituelle* de l'hyperémie
pulmonaire dans le cours des maladies, et non de son apparition accidentelle, intercurrente et passagère, condition toute différente qui doit être examinée à part.

## ARTICLE III. — Congestion pulmonaire survenant comme complication accidentelle dans les maladies.

L'hyperémie pulmonaire peut se montrer comme un accident
fortuit et passager d'une maladie principale, au lieu d'en être
un élément connexe ou concomitant. Mais il n'est pas toujours
facile de distinguer ces deux hyperémies l'une de l'autre. La
même maladie, en effet, peut simultanément être le point de
départ de toutes les deux, la phthisie tuberculeuse, par exemple.

La congestion pulmonaire survenant comme complication accidentelle est des plus fréquentes. On peut dire qu'il est peu de
maladies aiguës ou chroniques dans lesquelles elle ne puisse ap-
paraître, soit comme une aggravation fortuite de la congestion
concomitante de la maladie principale, dont elle aggrave le pro-

nostic, soit comme une sorte d'épiphénomène imprévu. Dans cette dernière circonstance, l'hyperémie pulmonaire survient avec ou sans la douleur musculaire ou névralgique, avec une difficulté de respirer variable d'intensité, mais toujours avec les signes physiques que j'ai précédemment décrits.

J'ai pu observer en province de ces hyperémies véritablement symptomatiques dues à la pléthore, et disparaissant rapidement sous l'influence d'une évacuation sanguine. On doit attribuer le même caractère symptomatique accidentel aux congestions pulmonaires que l'on a signalées d'une manière trop vague dans le purpura, le scorbut, la goutte, les dartres (?). J'ai maintes fois montré dans mes salles cette complication dans le cours des maladies chroniques, dans la chloro-anémie, dans la maladie de Bright, dans l'hystérie, où l'hyperémie m'a paru, dans deux cas, avoir une tendance à persister longtemps, etc. Mais c'est dans le cours des affections cardiaques, lorsque surviennent les accidents d'enrayement de la circulation, que Beau a décrits sous le nom d'*asystolie*, c'est dans l'emphysème du poumon et dans le cours de la phthisie pulmonaire que cette complication hyperémique est souvent observée.

Je l'ai rencontrée également chez quatre malades guéris d'épanchements pleurétiques plus ou moins graves.

*Dans les maladies du cœur*, la congestion des poumons se montre en même temps que la congestion du foie et les épanchements séreux, comme on le voit dans le fait suivant.

Obs. XXVI. — *Maladie du cœur; congestion pulmonaire survenant en même temps que d'autres troubles circulatoires accidentels.* — Un carrier, de forte constitution, âgé de 53 ans, fut admis, le 3 avril 1865, à l'hôpital Cochin (salle Saint-Jean, n° 9), pour des palpitations accompagnées d'oppression et de faiblesse générale.

En 1834, étant militaire, il avait eu une scarlatine dans la convalescence de laquelle il devint enflé à la face et aux mains principalement. Il en fut guéri assez vite, comme cela arrive dans la plupart des cas d'albuminurie scarlatineuse. Il prétendait n'avoir jamais été autrement malade jusqu'au début de la maladie actuelle, qui remontait à huit mois.

Ce début avait été marqué par une oppression habituelle, avec des accès de dyspnée survenant de temps en temps, et sans qu'il y ait jamais eu de toux, ni de bronchite intercurrente par conséquent.

Depuis quatre mois, il s'était vu forcé d'interrompre son travail par
suite des progrès de l'oppression et d'une grande faiblesse dans les
membres. Il affirmait n'avoir éprouvé de palpitations que depuis
quatre ou cinq jours seulement, palpitations qui s'accompagnaient
de douleurs épigastriques.

Le lendemain de son admission, je le trouve la tête élevée dans son
lit, avec une dyspnée apparente, une respiration haute, un pouls à 96,
très-irrégulier comme rhythme et comme force, un peu de toux avec
expectoration insignifiante. Il n'y avait d'œdème aux membres inférieurs que lorsque le malade avait marché longtemps.

L'exploration de la région précordiale ne révélait pas une matité du
cœur très-étendue ; mais on trouvait la pointe du cœur battant à trois
travers de doigt au-dessous et en dehors du mamelon, ce qui déno-
tait une augmentation notable du volume de l'organe. Son impulsion
comme ses bruits étaient très-irréguliers, ainsi que le pouls l'avait
fait prévoir ; il n'y avait d'ailleurs aucun souffle anormal au niveau
du cœur.

La sonorité de la poitrine au niveau des poumons était normale, et
le bruit respiratoire naturel ; seulement il avait plus de force à droite
qu'à gauche en arrière.

Je diagnostiquai, comme affection cardiaque, une lésion de la valvule mitrale avec augmentation de volume du cœur. Quelques ventouses scarifiées furent appliquées sur le côté gauche, et une potion
avec la teinture de digitale fut prescrite.

Quelques jours après, la dyspnée, qui était restée stationnaire, fit de
grands progrès, le foie déborda les côtes et devint très-douloureux
à la pression, l'œdème des membres inférieurs revint spontanément.
Rien en apparence n'était changé du côté du cœur. Mais il n'en était
pas de même du côté des poumons, qui, eux aussi, avaient subi l'engorgement circulatoire qui s'était manifesté du côté du foie et des
membres inférieurs. Du côté droit, non-seulement la respiration était
plus forte que du côté gauche, mais encore elle y avait un caractère
un peu soufflant dans l'inspiration, avec quelques bulles de râle crépitant. L'expiration était prolongée du côté gauche de haut en bas.
Les crachats, muqueux et demi-transparents, recouvraient seulement le fond du crachoir.

On aurait pu penser à l'existence d'une pneumonie intercurrente,
si les signes physiques n'avaient pas présenté les jours suivants une
mobilité qui dût me faire diagnostiquer une congestion pulmonaire.
L'amendement de ces phénomènes se rattacha à une amélioration
sensible survenue dans la circulation générale.

*Dans l'emphysème pulmonaire*, la congestion passagère de l'organe constitue, selon moi, la cause principale des accès de
dyspnée. J'ai attribué ce rôle à la congestion dans cette ma-

ladie (1), en me fondant sur cette donnée expérimentale que la capacité thoracique augmente de volume pendant l'accès de dyspnée, et diminue à la cessation de cet accès. La mensuration fournirait des résultats contraires si l'accès était dû au spasme bronchique. Ce spasme, en effet, devrait diminuer la capacité du thorax, et la cessation du spasme ou de l'accès devrait s'accompagner de l'ampliation relative de la poitrine. Or c'est l'opposé que j'ai rencontré : la dilatation générale du thorax a eu lieu pendant l'accès et sa rétrocession après. Je ne parle ici que des faits que j'ai constatés, sans nier qu'il en puisse exister dans lesquels l'asthme spasmodique soit démontré.

Cette question intéressante de la cause des accès d'asthme ne saurait d'ailleurs être traitée convenablement en quelques mots ; et l'étendue déjà donnée à ces études cliniques sur la congestion pulmonaire m'oblige à me restreindre. Je renvoie donc la discussion de ce sujet intéressant à un travail spécial, dont j'ai exposé précédemment les principales particularités dans mes conférences cliniques de l'hôpital Cochin.

*Dans la phthisie pulmonaire*, l'hyperémie joue un rôle très-important, soit comme état initial, soit comme élément concomitant, soit enfin comme complication accidentelle de cette maladie. A la première période de la tuberculisation pulmonaire, il est souvent très-difficile de préciser la véritable signification des respirations anormales et de certains râles, les unes et les autres pouvant être attribués aussi bien à la congestion qu'à l'infiltration tuberculeuse. La marche des accidents locaux, plus mobiles et moins durables dans le premier cas, plus prolongés et graduellement croissants dans le second cas, peut venir en aide au praticien.

Quoi qu'il en soit, c'est à une congestion nouvelle et accidentelle que sont dues ces dyspnées avec ou sans douleur de côté, et avec des signes caractéristiques temporaires, qui peuvent survenir chez les phthisiques à la suite d'un refroidissement. Il en est de même de certaines exacerbations passagères que peut présenter cette maladie. Il me paraît difficile d'expliquer ces accidents au-

---

(1) En 1860 : *Dictionnaire de diagnostic médical*, aux mots *Asthme, Congestion pulmonaire, Emphysème*.

trement que par la congestion pulmonaire, comme je l'ai montré bien des fois au lit des malades, dont un certain nombre venaient faire comme phthisiques un séjour momentané à l'hôpital pour cette cause.

Pour les mêmes raisons que pour l'emphysème, je ne saurais traiter ici ce sujet intéressant, qui demande des développements que je me réserve de lui donner ailleurs.

Quant à la *pleurésie guérie* comme origine de congestion pulmonaire accidentelle, les quatre malades chez lesquels je l'ai constatée étaient entrés tous à l'hôpital pour une douleur thoracique survenue du côté occupé autrefois par la pleurésie. Voici une de ces observations qui mérite d'être rapportée.

OBS. XXVII. — *Congestion pulmonaire du côté droit chez un malade guéri depuis longtemps d'un empyème du même côté.* — Un homme robuste, âgé de 41 ans, piqueur de moellons, se présenta à l'hôpital Cochin, où il fut admis le 5 avril 1865.

Il avait toujours eu une santé antérieure excellente, à part une maladie grave qui était survenue une vingtaine d'années auparavant, à la suite d'une chute. Cette chute, d'un endroit très-élevé, eut lieu sur le côté droit de la poitrine où une douleur persista très-longtemps. Il fit à l'hôpital Saint-Antoine un séjour d'une année, sans doute affecté d'un empyème traumatique, car pendant son séjour il rendit subitement par la bouche, et avec toux, une quantité de pus qu'il évalue à 2 litres. L'expectoration purulente dura longtemps ; et un an environ après la chute, il survint sous le mamelon droit un abcès dont l'ouverture resta fistuleuse pendant trois mois, en donnant issue à du pus. Enfin la guérison s'ensuivit.

Il se disait malade depuis cinq jours lorsqu'il fut admis à Cochin. Il avait toussé sans interrompre son travail dans le cours de l'hiver, lorsque, le 1er avril au soir, il avait été pris de frissons irréguliers, d'anorexie, de malaise général, et cet état persista jusqu'au 4 avril. Le 4, il se joignit à cet état général une douleur à la base du côté droit en avant, de l'oppression et une toux plus fréquente que précédemment.

Le 6, lendemain de l'admission, il y avait un reste de fièvre, le pouls était à 92, la peau chaude, mais la langue naturelle ; il y avait un peu d'appétit. La douleur thoracique persistait dans le voisinage du mamelon ; il y avait un peu d'oppression, une toux médiocrement fréquente, et au fond du crachoir des crachats non visqueux, transparents, aérés, quelques-uns additionnés de sang non intimement mélangé au mucus.

La poitrine présentait un rétrécissement remarquable du côté droit. L'épaule droite n'était pas abaissée, mais une dépression prononcée existait de ce côté, entre la clavicule et le mamelon, au-dessous duquel l'hypochondre (de même volume que celui du côté gauche) formait une saillie relative remarquable. Le bord interne de l'omoplate paraissait relevé par suite de la dépression des côtes qui existait en arrière comme en avant. La colonne vertébrale dorsale était incurvée latéralement à droite, tandis que les apophyses épineuses lombaires, sans être déviées, étaient comme hypertrophiées. et formaient des saillies prononcées. On voyait, au niveau du 6e espace intercostal en avant, sous le mamelon, la cicatrice de l'abcès fistuleux dont j'ai parlé tout à l'heure. La figure 10, obtenue à l'aide du cyrtomètre, montre le degré de rétrécissement du côté droit.

Fig. 10.

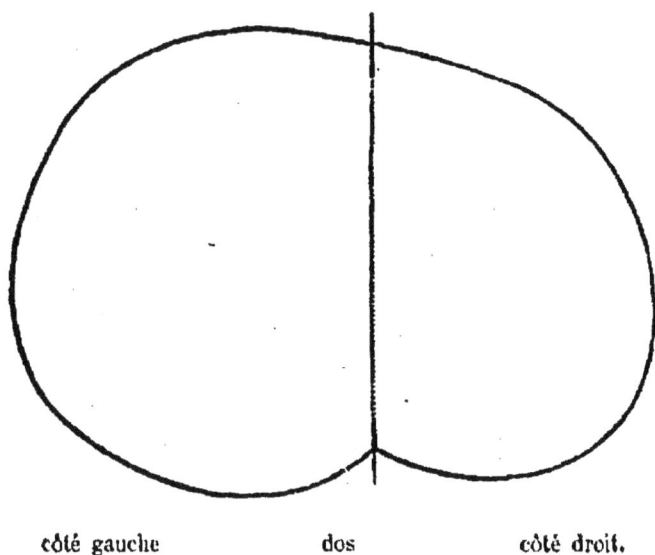

côté gauche          dos          côté droit.

Ce côté droit était généralement peu sonore à la percussion, et complétement mat au niveau du foie, qui ne débordait pas les côtes ; la respiration y était aussi généralement plus faible que du côté gauche, avec des râles sonores généralisés en avant et en arrière, mais mélangés dans les deux tiers inférieurs en avant de râles humides sous-crépitants, plus nombreux après la toux. La voix était plus retentissante au sommet qu'au-dessous, mais sans bronchophonie.

Du côté gauche, la sonorité était manifestement tympanique sous la clavicule seulement ; il y existait en même temps en avant un bruit respiratoire vésiculaire avec expiration prolongée et parfois sifflante, du haut en bas. En arrière du même côté, son normal, respiration vésiculaire, avec quelques râles sifflants disséminés dans l'expiration.

*Prescription :* Sol. de gomme sucr.; ipéca, 1 gr. 50, et tartre stibié 0,05 ; 12 ventouses sèches des deux côtés. Bouillons.

7 avril. Deux vomissements et plusieurs selles à la suite du vomitif. Le malade se trouve très-bien. Un changement complet s'est opéré, en effet, dans son état général et local.

Il n'y a plus de fièvre ; pouls à 72, peau fraîche, appétit ; la douleur thoracique a disparu, ainsi que l'oppression. Il n'y a plus de sang dans les crachats. Du côté droit de la poitrine, on constate encore l'obscurité relative du son, ce qui tient sans doute à l'ancienne pleurésie, de même que la faiblesse relative des bruits respiratoires, mais il n'y a plus traces de râles humides de ce côté droit, et il n'y existe comme signe anormal que quelques bruits sibilants en arrière, vers le sommet. Du côté gauche, état naturel à la percussion et à l'auscultation, si ce n'est que la sonorité est tympanique en arrière à la base, tandis qu'elle ne l'est plus sous la clavicule.

Malgré l'amélioration obtenue, le cyrtomètre fournit le même tracé que la veille. Cette absence de rétrocession s'explique par le rétrécissement permanent et la rigidité des parois thoraciques par suite de la guérison de l'empyème. — Jul. diac.; une portion d'aliments ; vin de Bordeaux.

Le 8. Le mieux persiste, et la sonorité de la poitrine est normale du côté gauche ; mais jusqu'au 15, jour de la sortie, il existe quelques râles sifflants tantôt à droite, tantôt à gauche, sans autre signe à noter. L'obscurité du son et la faiblesse respiratoire qui persistent à droite sont bien dus à l'ancienne pleurésie purulente guérie depuis longtemps. Il pourrait bien en être de même des râles sibilants. La toux était presque nulle, et l'expectoration insignifiante à la sortie du malade.

Malgré les résultats négatifs du cyrtomètre au moment de la diminution des accidents aigus, on ne saurait, ce me semble, se refuser à reconnaître ici l'existence d'une hyperémie pulmonaire, qui s'est caractérisée non-seulement par l'invasion fébrile, la douleur de côté, l'oppression et des crachats teints de sang, mais encore par une sonorité tympanique, par une respiration sibilante et des râles sous-crépitants : signes passagers qui ont disparu avec la douleur et les troubles fonctionnels.

Je limite ici ces études déjà très-étendues, en en formulant brièvement les conclusions fondamentales.

## CONCLUSIONS.

1° Il existe une maladie aiguë toute spéciale que l'on peut dénommer *congestion pulmonaire idiopathique*, qui doit pı ıdre place dans le cadre nosologique à côté de la bronchite de la pneumonie et de la pleurésie, et qui a été fréquemment confondue jusqu'à présent avec elles.

2° Elle est parfaitement caractérisée comme entité morbide : par l'accroissement de volume du poumon révélé par la mensuration; par l'invasion fébrile brusque avec point de côté ; par la durée éphémère de la fièvre et par la persistance de la douleur thoracique, avec des signes physiques caractéristiques, souvent mobiles, fournis par la percussion et par l'auscultation thoraciques ; et enfin par la disparition rapide de tous ces phénomènes sous l'influence d'un traitement approprié.

3° Une congestion pulmonaire *reconnaissable aux mêmes signes physiques* se rencontre en outre très-fréquemment dans le cours des maladies aiguës ou chroniques, soit comme état pathologique initial de ces maladies, soit comme élément concomitant, soit enfin comme complication accidentelle.

4° La congestion pulmonaire ainsi envisagée est un état pathologique essentiel à bien connaître, parce que sa description simplifie d'une manière remarquable l'étude si incertaine et si compliquée jusqu'à présent des maladies des organes respiratoires.

# APPENDICE

Pour compléter l'exposé des recherches cliniques qui précèdent, il me paraît nécessaire de reproduire ici la leçon clinique que j'ai faite en 1865, à l'hôpital Cochin, sur la pleurodynie. Cette leçon, qui se trouve rappelée précédemment, à la page 55, a été publiée dans *l'Union médicale* le 2 septembre 1866.

## DE LA VRAIE PLEURODYNIE.

Parmi les diverses maladies aiguës dans lesquelles on observe une douleur siégeant au niveau de la poitrine, la pleurodynie occupe en quelque sorte le premier rang. Ce n'est pas qu'elle soit la plus importante, mais elle est la seule dans laquelle la douleur thoracique est un signe distinctif fondamental.

L'histoire de la pleurodynie, telle qu'on la trouve dans les traités modernes de pathologie, est pleine de confusion. Cela tient à ce que les auteurs ont donné une description beaucoup trop compliquée de cette affection, en prenant pour unique guide le mémoire de Gaudet (1), dans lequel on trouve plutôt l'exposé séméiologique de la douleur thoracique dans les maladies aiguës de la poitrine que l'exposé de la pleurodynie elle-même.

Cette affection est généralement considérée comme étant de nature rhumatismale, et comme une variété de rhumatisme musculaire occupant les muscles des parois de la poitrine.

Laënnec n'a pas consacré de chapitre particulier à la pleurodynie. Il en parle incidemment à propos de la pleurésie. Pour lui, dans la pleurésie, la douleur n'est pas augmentée à la pres-

---

(1) *Recherches sur le rhumatisme des parois thoraciques* (*Gaz. méd.*, avr. 1834).

sion des espaces intercostaux, tandis que l'on trouve l'exaspération de la douleur à la pression dans la pleurodynie.

Roche, le premier, a distingué la pleurodynie de la névralgie intercostale, en signalant la confusion que l'on faisait de ces deux états pathologiques. Plus tard, Valleix, pour qui le rhumatisme musculaire n'était que la névralgie des fibrilles nerveuses des muscles, considéra la pleurodynie comme une variété de la névralgie musculaire ainsi comprise.

Puisque le travail de Gaudet a été considéré comme la meilleure description de l'affection qui m'occupe, je vais d'abord vous rappeler les principaux caractères que lui attribue cet auteur. N'oublions pas d'ailleurs que son travail, très-intéressant à l'époque où il parut, constitua alors un progrès réel dans l'étude de la pleurodynie.

Selon Gaudet, qui la considère comme un rhumatisme musculaire et fibreux localisé sur les parois thoraciques, l'affection est caractérisée par une douleur qui est le signe principal de la maladie. Cette douleur occuperait plus souvent le côté gauche que le côté droit du thorax ; elle augmenterait par les mouvements respiratoires, par la toux, et l'on pourrait toujours en localiser le siége et l'étendue par la pression des espaces intercostaux. A ce symptôme douleur, se joindraient quelquefois des phénomènes généraux, de la fièvre, de l'agitation, de l'insomnie, de la céphalalgie, et enfin la pleurodynie se compliquerait de différentes maladies plus graves. Ce serait d'abord la bronchite, qu'il regarde, en pareille circonstance, comme étant de nature rhumatismale; ce serait encore, mais dans des cas plus rares, la pneumonie, la pleurésie et même la péricardite.

Il me parait évident que les faits auxquels Gaudet a fait allusion ne sont nullement des pleurodynies compliquées d'affections du poumon ou du cœur, mais simplement des exemples de pneumonies, de pleurésies, de péricardites, qui ont débuté par des douleurs de côté considérées à tort comme des pleurodynies.

Gaudet a fondé le diagnostic de la pleurodynie sur des particularités généralement admises comme légitimes, mais à tort à mon avis. Ainsi, outre la douleur, l'absence de toux et d'expectoration, un son normal à la percussion, quelquefois une sonorité moindre de la poitrine, un bruit respiratoire pur ou plus faible à l'auscultation du côté affecté : tels seraient les signes distinctifs de la pleurodynie.

D'après Grisolle (1), la douleur est quelquefois plus vive que dans la pleurésie ; elle augmente par la toux, parfois aussi par les mouvements du tronc et des bras, et elle rend les inspirations incomplètes. De cette gêne dans les mouvements respiratoires, que l'on observe dans les pleurodynies très-intenses, résulterait un très-léger affaiblissement du bruit respiratoire. Enfin cet observateur admet, avec Gaudet, que la sonorité de la poitrine à la percussion peut être moins parfaite que dans l'état normal, et que la persistance de la pleurodynie est suivie quelquefois de pleurésie avec épanchement.

Les auteurs du *Compendium de médecine* ne se rallient pas à l'opinion que le son obtenu par la percussion peut être moins clair du côté de la pleurodynie que du côté opposé. De plus, Valleix a combattu l'assertion de Gaudet sur l'existence de la pleurésie comme conséquence de la pleurodynie prolongée. Les cas de ce genre se rapporteraient simplement, suivant lui, à des pleurésies d'abord sèches et s'accompagnant plus tard d'épanchement.

Vous voyez qu'il a été émis sur beaucoup de points des assertions contradictoires relativement à l'affection qui nous occupe.

A quoi tient cette diversité d'opinions dans les détails ou plutôt dans les caractères de la pleurodynie? Cela provient uniquement de ce que la vraie pleurodynie n'est pas aussi compliquée qu'on l'a faite, et qu'elle ne constitue en réalité qu'un état pathologique très-simple.

Il me suffira d'exposer quelques faits de pleurodynie vraie pour vous en doner une idée très-nette.

Obs. Ire. — Une jardinière âgée de 44 ans, d'une forte constitution, n'ayant jamais eu de maladies graves antérieures, ni de douleurs rhumatismales, fut admise à l'hôpital Saint-Antoine le 22 octobre 1862 (salle Saint-Cécile, n° 37). Elle était malade depuis quinze jours. Après avoir été exposée à la pluie étant en sueur, elle avait été prise dès le lendemain d'une douleur du côté gauche de la poitrine, sans fièvre, sans toux ni expectoration.

A son admission, qui avait été motivée par la persistance de la dou-

---

(1) *Traité de pathologie interne*, t. II.

leur au niveau des espaces intercostaux, en dehors, du côté gauche, elle ne présenta à l'exploration de la poitrine rien autre chose d'anormal. La percussion et l'auscultation ne révélaient rien de particulier; la sonorité était égale des deux côtés, et le bruit respiratoire était vésiculaire et parfaitement égal partout. Une application de ventouses scarifiées fut faite du côté gauche de la poitrine, et enleva rapidement la douleur.

La malade ne séjourna que cinq jours à Saint-Antoine.

Obs. II. — Dans le même hôpital, je reçus, le 18 février 1863 (salle Sainte-Marguerite, n° 26), une jeune fille, âgée de 20 ans, dévideuse de soie. Elle n'avait jamais eu de maladie grave; elle avait fait deux fausses couches à 16 et à 19 ans. Elle était réglée depuis l'âge de 14 ans, et sujette à des migraines accompagnées de vomissements qui précédaient assez fréquemment les époques menstruelles.

Elle ressentait depuis environ deux mois des douleurs de poitrine occupant le côté droit en dehors, et disparaissant de temps à autre; mais, depuis deux jours, la douleur était devenue beaucoup plus forte que précédemment.

A son admission, la douleur spontanée occupait la partie extérieure et inférieure du côté droit, dans une étendue d'environ 10 centimètres, où elle était exaspérée par les grandes inspirations et par la pression des muscles intercostaux. Il n'existait pas de foyers névralgiques; il n'y avait ni toux, ni expectoration, ni la moindre fièvre.

A l'exploration de la poitrine : son naturel et égal des deux côtés; respiration vésiculaire normale, plutôt un peu plus forte du côté droit que plus faible.

Une application immédiate de huit ventouses scarifiées sur la partie douloureuse, et une pilule d'opium prise le soir même, firent disparaître la douleur, qui ne se montra plus pendant trois semaines que la malade passa encore à l'hôpital pour une névralgie faciale.

Obs. III. — Un jeune homme âgé de 20 ans, brun et d'une constitution assez robuste, fut admis dans mon service, à l'hôpital Cochin (salle Saint-Jean, n° 3), le 27 avril 1863.

Il était habituellement très-bien portant et n'avait jamais eu d'affection semblable à celle dont il était atteint. Huit jours avant son entrée, il avait été pris d'une douleur vive dans le côté droit de la poitrine, plus forte vers l'angle inférieur de l'omoplate. Il continua d'abord son travail, mais la gêne qu'il ressentait le força à venir à Cochin.

Il y avait, à ma première visite, absence complète de fièvre et de tout autre symptôme que la douleur thoracique. Cette douleur spontanée n'était pas très-violente, mais elle augmentait pendant les inspirations brusques ou profondes. La pression des muscles ne provoquait pas de douleur nouvelle.

Il n'y avait rien d'anormal à la percussion ou à l'auscultation de la poitrine ; la respiration était naturelle et égale d'intensité des deux côtés, en avant comme en arrière.

Des ventouses scarifiées et une pilule d'opium atténuèrent d'abord beaucoup la douleur, qui disparut complétement le surlendemain. Jusqu'au départ du malade, qui eut lieu quatre jours après son admission, le son et le bruit respiratoire restèrent normaux et égaux des deux côtés, comme le premier jour ; de plus, le cyrtomètre, appliqué trois jours de suite, fournit trois tracés identiques qui démontrèrent que la poitrine n'avait pas subi d'ampliation au moment de l'existence de la douleur.

Je n'ai pas fait suivre chacune de ces observations de réflexions particulières, parce qu'elles ont la plus grande analogie. Dans toutes, en effet, vous voyez une douleur être la seule manifestation de la maladie.

Cette douleur, survenue le plus souvent d'une manière subite, était tantôt limitée à un petit nombre de muscles intercostaux voisins, dans une petite étendue, et tantôt elle occupait tout un côté de la poitrine. La douleur spontanée était assez vive, mais elle était principalement exaspérée par les grandes inspirations ou par les contractions rapides des muscles respirateurs. Je vous rapporterai tout à l'heure deux observations (obs. IV et V) dans lesquelles la douleur était aggravée aussi par les mouvements du tronc et des membres supérieurs. L'exploration par la percussion et la pression ravivait également la douleur dans la plupart des cas ; mais cela n'est pas constant pour la pression, comme l'ont dit certains auteurs, car il y a des malades qui ont une douleur spontanée vive, augmentant seulement par les grandes inspirations.

Ordinairement vive, la douleur thoracique de la pleurodynie offre des degrés d'intensité très-variables. On voit des malades obligés de cesser immédiatement toute occupation, et subir le supplice de ne pouvoir faire un mouvement un peu brusque sans exaspérer le mal ; d'autres, au contraire, continuent à travailler, mais avec peine, pendant un temps assez long (plusieurs semaines par exemple), avant de venir réclamer les secours de la médecine. Il en est en outre qui d'abord ont une douleur supportable, mais qui bientôt prend une intensité telle qu'ils sont forcés d'entrer à l'hôpital. Enfin il y a des individus en certain nombre qui ressentent des douleurs pleurodyniques assez peu intenses pour ne pas être forcés d'interrompre leurs occupations, douleurs qui se dissipent d'elles-mêmes, sans aucun traitement.

Une fois établie, cette douleur peut persister longtemps si elle est abandonnée à elle-même, tandis que si elle est convenablement traitée, principalement par les ventouses scarifiées ou les sangsues, elle cède rapidement. Toutefois, ces moyens n'enlèvent pas la douleur du jour au lendemain ; elle est d'abord considérablement atténuée, puis elle disparaît en peu de jours.

Cette affection, de nature évidemment rhumatismale, quoique les malades que je vous ai cités n'aient pas éprouvé précédemment d'atteintes manifestes de rhumatismes, paraît dépendre le plus souvent d'un refroidissement. Un seul des malades dont je vous ai rappelé l'observation succincte a pu, il est vrai, nous donner la preuve positive de l'influence de cette cause, mais les autres n'ont pas pu attribuer le mal à une autre cause, et tous avaient des professions qui les exposaient à des refroidissements pendant leur travail. Il est à noter que, sur 7 malades (4 hommes et 3 femmes), dont j'ai les observations, 4 étaient de jeunes adultes de 20 à 24 ans, et les autres d'un âge mûr, mais n'ayant pas dépassé 45 ans.

Dans les pleurodynies vraies, la sonorité de la poitrine n'est pas diminuée, comme on l'a dit, et le bruit respiratoire n'est nullement affaibli du côté affecté.

Je vous ai rappelé les opinions contradictoires des observateurs sur la diminution de sonorité de la poitrine attribuée à la pleurodynie. Il doit sembler étrange, et il l'est véritablement, qu'une douleur musculaire existant dans les parois thoraciques, comme le lombago au niveau des muscles sacro-lombaires, on admette que le son de percussion soit diminué à son niveau. Pour expliquer la diminution de sonorité, il faudrait nécessairement qu'il y eût sous le doigt qui percute une masse de solides plus épaisse que du côté opposé dans le point correspondant. C'est ce que Grisolle a parfaitement compris en cherchant à expliquer la submatité par cette hypothèse qu'il y a contraction instinctive des muscles sous-jacents. Mais rien ne peut démontrer qu'il en soit ainsi.

On ne saurait admettre, selon moi, que la submatité puisse

accompagner la douleur dans la pleurodynie simple. Lorsque cette submatité existe, c'est que l'on a affaire à une autre affection que la pleurodynie; c'est qu'alors la douleur se rattache à une turgescence congestionnelle du poumon, rendue sensible à la mensuration par l'ampliation de la poitrine. Il y a alors, en un mot, une congestion pulmonaire qui s'affirme par les résultats de la mensuration; tandis que, dans la pleurodynie vraie, la capacité thoracique constatée à différentes époques de la maladie ne varie en aucune façon.

Cette différence dans les résultats de la mensuration constitue une preuve des plus péremptoires.

La faiblesse du bruit respiratoire, attribuée aussi par les auteurs à la pleurodynie, qui empêcherait les parois thoraciques du côté affecté de se dilater autant que du côté sain, est encore une supposition inadmissible. Il y a, dans ce cas, ainsi que dans les prétendus faits de pleurodynie avec submatité, hyperémie pulmonaire. La même preuve par les résultats de la mensuration le démontre. Mais une autre preuve résulte de l'observation directe des faits, qui montrent qu'une douleur très-intense peut exister dans les parois thoraciques sans empêcher le bruit respiratoire d'avoir son intensité normale. Les deux observations suivantes rendent cette proposition incontestable.

Obs. IV (1). — Le 13 août 1865, un homme âgé de 45 ans, corroyeur, fort, puissamment musclé, se disant souffrant depuis deux jours, fut admis à l'hôpital Cochin (salle Saint-Jean, n° 2). Il n'avait jamais eu d'autre maladie qu'une fièvre intermittente, pendant un mois, à l'âge de 22 ans.

L'avant-veille de son entrée à l'hôpital, le 11 août, il avait ressenti tout à coup, sans cause appréciable, une douleur assez vive dans le côté gauche de la poitrine. Cette douleur augmentait par les mouvements et par les grandes inspirations. Cependant elle ne l'empêcha pas de travailler le premier jour; mais il dut cesser toute occupation le lendemain, la douleur étant devenue beaucoup plus violente.

Le 14 août, pas de fièvre : il ne paraît pas y en avoir eu non plus précédemment. Appétit, digestions régulières. Douleur spontanée extrêmement vive à la partie moyenne des septième et huitième espaces intercostaux gauches, augmentant par la pression au point d'arracher des cris au malade, exaspérée également par la toux, par les fortes is-

---

(1) Observation recueillie par M. Rigal, alors interne du service.

W.                                                                    )

pirations et par les mouvements. Elle occupe une zone de 6 à 7 centimètres environ, sans qu'il y ait de foyers névralgiques antérieurs ou
postérieurs. La douleur paraît manifestement siéger dans les muscles.

Le malade s'asseoit lentement et difficilement dans son lit, à cause
de la douleur thoracique, qui est aggravée par les mouvements du
tronc, du cou et même des bras. Sonorité normale de la poitrine à la
percussion, qui est douloureuse du côté gauche; bruit respiratoire vésiculaire et pur des deux côtés et aussi intense à gauche qu'à droite.

Une application de ventouses scarifiées soulagea considérablement
le malade de sa douleur, mais, pour la faire entièrement disparaître,
il fallut avoir recours à l'application d'un vésicatoire sur le côté gauche du thorax.

La sortie, après guérison, eut lieu le 24 août, treize jours après le
début. Pendant tout le temps de son séjour à Cochin, le malade, aus-
culté fréquemment, offrit toujours un bruit respiratoire normal et également bien entendu des deux côtés.

La mensuration, pratiquée plusieurs fois, démontra en même temps
que la capacité de la poitrine était restée stationnaire et n'avait subi
aucune ampliation ni rétrocession.

Obs. V. — Un jeune homme âgé de 24 ans, carrier de profession,
vint à Cochin, le 5 avril 1865, pour se faire traiter d'une douleur persistante, survenue, huit jours auparavant, dans le côté gauche de la
poitrine. Il n'avait jamais eu de maladie antérieure, si ce n'est quelques accès de fièvre survenus une année auparavant. Il sentait depuis
cette époque une grosseur, arrondie et indolore, sous les fausses côtes
gauches : c'était la rate augmentée de volume, comme il me fut facile
de m'en assurer.

Dans la nuit du 29 mars, il avait ressenti sa douleur tout à coup :
elle occupait le côté gauche de la poitrine dans toute sa hauteur, en
avant et en dehors; elle augmentait par les grandes inspirations et
même par les mouvements du tronc. Aucun autre phénomène fonctionnel.

Cette douleur, à l'admission, c'est-à-dire sept jours après le début,
était plus forte supérieurement dans le voisinage de la clavicule gauche qu'au-dessous, où elle s'étendait jusqu'au rebord des fausses côtes.
Elle n'augmentait nullement à la palpation des muscles intercostaux,
mais elle continuait à être augmentée par les grandes inspirations et
les mouvements; aussi le malade s'asseyait-il dans son lit avec une
certaine difficulté, et poussait-il des cris pendant les mouvements
qu'il accomplissait.

En avant, comme en arrière, la sonorité thoracique était égale et
naturelle des deux côtés, sauf tout à fait à la base gauche, en arrière,
où existait une submatité manifeste due sans doute à la rate hyper-
trophiée. Le bruit respiratoire était naturel également des deux côtés

de la poitrine, également fort et égal à gauche et à droite, sans aucun signe anormal.

Il n'y avait ni fièvre, ni toux, ni crachats ; la douleur était le seul symptôme.

Une application de six ventouses scarifiées et une potion diacodée firent diminuer notablement la douleur, qui disparut ensuite rapidement ; et pendant les quinze jours qui s'écoulèrent jusqu'à la sortie de l'hôpital, le 24 avril, la même absence de phénomènes anormaux d'auscultation fut toujours constatée. La submatité de la rate persistait.

Dans ces deux dernières observations, l'intensité de la douleur thoracique était assez forte pour s'exaspérer par les mouvements du tronc, et par ceux du cou et des bras (obs. IV) ; elle était même assez forte chez ces deux malades pour leur arracher des plaintes ou des cris quand ils changeaient de position. Et cependant, ni dans l'un ni dans l'autre cas, il n'a été noté d'affaiblissement du murmure respiratoire du côté occupé par la douleur. Comment admettre que, dans ces faits, la douleur ne se serait pas opposée à l'expansion pulmonaire, si elle avait dû s'y opposer comme on l'a prétendu ? La même remarque s'applique à tous les malades affectés de pleurodynie.

Une même douleur excessive existait, mais entre les deux omoplates, chez un jeune homme âgé de 21 ans, qui est venu occuper, le 23 janvier, le lit n° 12 de la salle Saint-Jean. Cette douleur était insupportable quand le malade voulait se mouvoir, ce qui produisait une immobilité absolue de la tête et une expression douloureuse de la face. Et cependant il n'y avait non plus chez lui aucune faiblesse anomale du bruit respiratoire, soit d'un côté de la poitrine par rapport à l'autre, soit aux sommets des poumons par rapport à leurs bases.

Ce qui prouve surabondamment que les douleurs des parois thoraciques ne s'opposent pas à une expansion pulmonaire suffisante, c'est que les douleurs autres que celles de la pleurodynie, qui résident dans les muscles thoraciques, ne font pas non plus diminuer d'intensité le bruit respiratoire du côté correspondant de la poitrine, même lorsqu'elles sont excessives.

J'ai reçu en 1864, à l'hôpital Cochin (salle Saint-Jean, n° 3), un peintre en bâtiments, âgé de 36 ans, qui avait eu antérieurement des coliques saturnines, et qui avait une hyperesthésie fort douloureuse des muscles du côté droit du tronc. Cette myalgie saturnine occupait la masse sacro-lombaire droite, les muscles droit et oblique de l'abdomen, du même côté, et les muscles intercostaux correspondants jusqu'à la troisième côte. La contraction de ces muscles était extrêmement douloureuse et arrachait des cris au malade, qui restait autant que possible dans l'immobilité la plus complète. Le frôlement des muscles par la peau occasionnait une douleur insupportable qui siégeait certainement dans le muscle sous-jacent, puisque, avec l'hyperesthésie musculaire, il y avait une analgésie complète de la peau, que l'on pouvait pincer ou piquer profondément sans que le malade en eût conscience. Eh bien, avec ces troubles de la sensibilité dus à l'intoxication saturnine, et malgré la douleur excessive des muscles intercostaux du côté droit, le bruit respiratoire était aussi fort de ce côté que du côté opposé, où la sensibilité musculaire était naturelle.

Ces faits et quelques autres analogues, que je vous ai montrés, ne permettent pas d'admettre que la douleur des parois thoraciques rende la respiration plus faible du côté où elle siége. Il ne faut pas oublier qu'alors les muscles intercostaux non atteints, et principalement le diaphragme, doivent suppléer à la contraction incomplète des muscles intercostaux douloureux. C'est ce qui fait que, malgré cette contraction insuffisante partielle, le poumon n'en est pas moins dilaté en masse de façon à fournir un murmure respiratoire aussi prononcé que du côté sain. La contraction des différents muscles respirateurs est tellement solidaire, que le même bruit respiratoire naturel peut être constaté lorsque le diaphragme ne se contracte pas (paralysie ou inertie de ce muscle). Alors les muscles dilatateurs des parois suffisent complétement à l'expansion pulmonaire. Je vous ai fait remarquer cette particularité chez l'ancien malade du n° 5 de la salle Saint-Jean, qui était affecté de rhumatisme articulaire aigu, et chez lequel le diaphragme fut atteint par une douleur très-vive, facile à constater par l'inertie de ce muscle et par l'anxiété respiratoire avec prédominance de contraction des muscles respirateurs supérieurs. Or, dans ce cas également, le bruit respiratoire était normal, vésiculaire et également fort des deux côtés.

Ainsi je retranche de la description de la pleurodynie, comme lui étant étrangers, la diminution de sonorité de la poitrine et l'affaiblissement du murmure respiratoire du côté affecté.

Je rejette également hors du cadre descriptif de cette affection les phénomènes généraux (fièvre, agitation, insomnie) et les complications de bronchite, de pneumonie, de pleurésie, de péricardite, qui ont été signalés par Gaulet et par les auteurs qui l'ont suivi.

Tous ces phénomènes, toutes ces affections secondaires se rattachent, en effet, à la *congestion pulmonaire*, comme je l'ai démontré.

Il résulte pour moi, des considérations que je viens d'exposer et des observations qui les accompagnent, la proposition absolue suivante :

*La pleurodynie vraie est une affection très-simple qui a pour caractère séméiologique unique une douleur rhumatismale des muscles des parois thoraciques.*

La simplicité de la pleurodynie ainsi comprise rend inutiles des considérations pathologiques plus étendues. La bénignité de son pronostic, quelle que soit l'intensité de la douleur, la fait céder facilement à l'emploi d'un sinapisme, d'un cataplasme laudanisé, de narcotiques pris à l'intérieur, et, dans les cas les plus intenses, à l'emploi soit de sangsues, soit de ventouses sèches ou scarifiées, d'un vésicatoire *loco-dolenti*, soit enfin à une injection narcotique hypodermique.

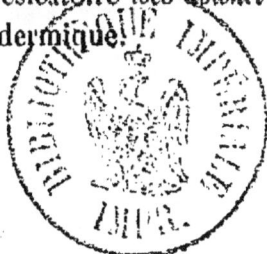

# TABLE

—

A. PARENT, imprimeur de la Faculté de Médecine, rue Mr-le-Prince, 31.

PARIS. — A. PARENT, IMPRIMEUR DE LA FACULTÉ DE MÉDECINE,

31, rue Monsieur-le-Prince, 31